賢脳食

脳を活性化させる食事と栄養

三石 巖
MITSUISHI Iwao

阿部出版

1、本書は『賢脳食　賢い脳はこうしてつくる』（三笠書房刊）を改題、再編集したものである。

2、著者原稿執筆時より、科学的事実および法的名称に変更があった事項について、編集部による注釈を加えた。

表紙作品　松本　旻《配色順列・144－B》オフセット、シルクスクリーン

プロローグ　食生活を見直せば、「脳」の機能はもっとよくなる！

〝九十爺《くそじじい》〟――これは、私が自分自身につけたニックネームである。このように、私は〝クソジジイ〟を標榜している。

そんな私の書いた本に、なぜ「賢脳」の看板がついたか。

私は、若い頃から今日に至るまで、自分の頭がいいなどと思ったことは一度もない。かつて『頭がよくなるビタミン革命』（講談社刊、現在『脳と栄養を考える』と改題し、三石巌全業績に収録）を出版しているように、以前から脳の栄養に興味をもってきたことは事実だ。

私は学者ではなく、生活者の立場から、意識的に脳の栄養摂取に抜かりのない食生活をしているつもりである。その実践の上に本書があるといっていい。

脳の栄養に留意して生きていれば、90歳を過ぎてもこのくらいの本は書ける。それだけは、掛け値なしの事実である。

ところで、脳のために重要な栄養物質があるのは事実だ。しかし、それとて体のほかの部分と異なる栄養物質によって働いているわけではない。

フランスの哲学者・デカルトの時代は、心と体を二元的にとらえていたが、科学の進歩は唯物論という一元論を生んだ。今日では、脳で行われる物質の相互作用が心をつくっている、と解釈されている。つまり、脳が肉体を運営する物質群と同一の物質によって成り立っているという事実は、自明のこととなったのだ。

さて、すべての生命は遺伝子によって運営されている。生物の形態も能力も遺伝子によって現実のものとなる。個体のもつ遺伝子の1セットをゲノムという。ゲノム遺伝子の数は、人類で10万[*1]といわれる。

すべての生物において遺伝子の握る機能を超えた機能をもつことは、原理的に不可能である。ヒトゲノムをもつ私たち人間は、分子生物学的には皆平等である。

遺伝子は単なる物質で、人体はそれによって構成されている。しかもそれは、暗号によって20種のアミノ酸の配列を決定する機構をもつ分子にすぎない。遺伝子がタンパク質の設計図だといわれるのは、アミノ酸を並べてつないだ物質にタンパク質という名前がついていることによる。

ワトソン（アメリカの分子生物学者）、クリック（物理学出身のイギリスの分子生物学者）両人によってＤＮＡの構造が明らかにされたことは、科学の世界における20世紀最大のイベントであった。１９５３年のことである。この時点で、生命の基本原理は特殊な法則によるのではなく、既存の物理学や化学の法則で説明できるようになったのだ。

１９５８年、クリックによって「分子生物学」が提唱されたが、これは遺伝子分子ＤＮＡをさして分子と呼ぶと決めたことからきている。これらの業績によって、１９６２年、両人はノーベル生理学・医学賞を受賞している。

ここに示した分子生物学上の事実から、タンパク質なくして生命は成り立たないことがわかった。タンパク質・脂質・糖質が人体を構成するにあたっての三大栄養素と呼ばれるが、その中でもタンパク質こそがキー栄養素であると明らかになったわけである。私たちが親から、そして遠い先祖から受け継いできた遺産は、タンパク質のつくり方以外の何ものでもなかったのだ。

この命題は分子生物学から導かれる。人類祖先の生物学的遺産のすべてが遺伝子によって継承されているのだ。人間の体を、ＤＮＡの設計図によってつくられる物質分子の集合体であるととらえる分子生物学を基礎に、私の「分子栄養学」は生まれた。

すでに述べたが、生体に含まれるタンパク質の構造は、遺伝子によって決められている。では、生体に含まれる脂質や糖質の構造は、何によって与えられているのか。

それも遺伝子によってである。だが、タンパク質の場合と違うのは、直接ではなく間接的にという点である。

つまり、脂質や糖質をつくる化学変化はいわゆる酵素反応であって、その酵素という名のタンパク質の設計図を遺伝子が握っているのだ。その上に酵素の介助者としてビタミンが登場してくることになる。

私は人体に必要な栄養素を網羅した〝ヒトフード〟を独自に開発している。これを継続していれば、「健体」と同時に「賢脳」も保証される。これは分子生物学の産物だ。結局アミノ酸の問題に帰結する。

〝ヒトフード〟の中心をなすのは、やはりタンパク質である。そうくれば、結局アミノ酸の問題に帰結する。

遺伝子の暗号によって次々にアミノ酸を呼び出す。そのとき、呼び出されたアミノ酸が不在ならば、タンパク質はつくれない。こうした不備を起こさないことが〝ヒトフード〟の第一条件といっていい。

この条件を満たすのは、生易しいことではない。本書の中で、私は〝ヒトフード〟の中身を公開しているので、興味のある人は参考にしてほしい。

もう一つ重要な事実がある。それは知的障害とされる一握りの人を例外として、すべての人は同一レベルの機能をもつ脳を与えられているということだ。

脳は1千億の細胞をもつといわれるが、胎児期はこの何倍もの数の脳細胞がつくられ、機能の低いものは捨てられてしまう。しかもなお、1千億という必要数より桁違いに多い細胞を抱えているのだ。これは、脳が高性能の細胞だけを動員するしくみになっていることを意味する。

要するに、すべての人は等しく高性能の脳の持ち主なのだ。ならばこれをフル活用するために賢脳を頭に置いた食生活を心掛け、その条件のもとに脳細胞の機能を高めるような頭の使い方をするべきだ。この点についても、本書では随時触れている。

私たち人間は、誕生の時点でみな等しく最高の脳をもち、この世に出れば母乳という最高の〝ヒトフード〟に恵まれて乳児期を終える。問題はその後の学習と栄養だ。万人の脳は最高の条件下で出発する。これは、本書の基本的な考え方である。

三石　巌

＊1　2003年4月にヒトゲノム解析計画による解読が完了し、遺伝子数は約2万3千個であると発表された(Nature 誌)。

目次

第2章 「メガビタミン主義」——脳の働きは、ここで決まる

第3章　頭の老化、病気を防ぐ〝スカベンジャー効果〟

第1章　賢脳食の主役は「タンパク質」

1 脳の機能を活性化させる物質とは

脳を支配する人体という〝製造工場〟

どんな人の脳でも、その機能は鍛錬によって高まり、やがて最盛期を迎え、それを過ぎれば上昇はやみ、徐々に低下していく、という経過をたどる。これはスポーツマンの運動能力の推移に似ている。

80歳あたりの高齢になれば、脳の機能が若いときのレベルを維持しているとは考えにくい。そのレベルダウンの程度も万人に共通とはいえないだろう。本書でさぐっていきたいテーマは、まさにこのあたりである。

脳機能の低下の実体は、脳細胞の数の減少と、神経伝達物質の不足とに帰着する。ここでいう神経伝達物質とは、神経細胞から神経細胞へのメッセージ伝達を担当するメッセンジャーのことだ。これはいろいろな物質の分子であって、その種類は約40種が知られている。

この神経伝達物質には、神経細胞内で合成しなければならないものと、合成することができないために栄養物質として外界からとり入れなければならないものがある。後者の例としてはビタミンB_1がある。

神経伝達物質を脳細胞で合成するためには、まずその原材料がいる。原材料なしに何かをつくることはできない。

この点で、生体は製造工場と同じである。原材料の加工は生体内ではもっぱら化学反応による。それを37度前後という低温で進行しなければならないわけだから、酵素の介在に依存することになる。

たとえば、主食の米からエネルギーをとり出す方法は二つある。一つは火をつけて燃やす方法であり、一つは酵素の助けを借りて低温でそれを実現する方法である。生体ではもっぱら後者が行われているのだ。

「プロテイン」＝第一の栄養素

私たち人間は、元を正せばただ1個の受精卵である。そしてその核の中に遺伝情報の担い手であるＤＮＡ（デオキシリボ核酸）がある。これは父方と母方の合作によるものだ。反対からいえば、私たちが親から受け継いだものはＤＮＡだけしかない。つまり、タンパク質の構造の設計図だけということだ。この事実は、タンパク質こそ人間にとって第一の栄養素であることを裏づけている。

タンパク質はアミノ酸の結合物である。アミノ酸は非常に種類の多い化学物質であるが、そのうちの20種がいろいろな順序につながってタンパク質をつくる。20種のアミノ酸のうち一つでも欠ければタンパク質はつくれない。

アメリカ人は肉を大量に食べる。だからタンパク質の不足はないと思いがちだ。だが、それは正しくはない。私たちは親から伝えられた教えに基づいてタンパク質を合成するが、一日に必要な20種のアミノ酸の分子数がそれぞれに決まっている。肉を食べただけでそれらすべてが確保されると考えるのは、分子栄養学の立場からすれば浅見といわざるを得ない。

この点は私たち日本人も同じだ。魚や肉や豆腐なら毎日食べている、と思う人がほとんどだろう。

英語ではタンパク質のことをプロテインという。プロテインは、プロテイオスというギリシャ語由来の言葉で、「第一のもの」の意である。タンパク質は栄養素として「第一のもの」の座にあるということを示す。

分子生物学の出現によって、タンパク質の座はさらにゆるぎないものとなった。タンパク質の設計図が遺伝子だとわかったからである。20種のアミノ酸のそれぞれをＤＮＡのどの位置に置くかによってタンパク質の設計図が決まり、役割も変わってくるのだ。

タンパク質の優劣を測るモノサシ「プロテインスコーア」

人間の食習慣は〝高タンパク食〟と〝低タンパク食〟に分けることができる。

高タンパク食とはむやみにタンパク食品をとることではない。それはアミノ酸の需要を満たすような食事のことだ。逆に、低タンパク食とはアミノ酸の需要を満たすことのできないような食事をさす。

タンパク質には良質のものと非良質なものとがあることは、以前から論議されている。タンパク質の採点法はいろいろ試みられたが、それぞれに基準とする必須アミノ酸（体内でつくり出せないアミノ酸）の割合が違うので、採点によって出る食品の点数も変わってくる。国際機関が乗り出してこれに一応のめどをつけようとして提示されたのが、１９５７年のプロテインスコーアである。

簡単にいえば、これは鶏卵のタンパク質を理想のものとする発想からつくられたモノサシだ。つまり鶏卵のタンパク質のプロテインスコーアを１００とするのである。こうなると、世界中の人が良質タンパクを十分にとることはできなくなる。

そのせいかどうかはわからないが、プロテインスコーアは廃棄され、アミノ酸スコーアと呼ばれる新基準が登場した。それが１回の改定を経て１９８５年に制定されたものが、暫定措置ではあるが、今日のタンパク質の良質度のスケールとなっている。ここでは大豆タンパクのアミノ酸が100とされた。

ただ、私の理論では、比較タンパク質のパターンを理想タンパクとし、プロテインスコーアを採用している（39ページ図参照）。

当然、比較タンパク質に対して、余分にあるアミノ酸もあれば、足りないアミノ酸もある。

このスコーアでは不足アミノ酸の中でもっとも少ないアミノ酸を「制限アミノ酸」といい、それがそのタンパク質の点数を決めている。

私の考案した「ヒトフード」の中身とは

タンパク質を構成するアミノ酸が20種類あることはすでに述べたが、その20種のアミノ酸がすべて同等かというとそうではない。なかには、ぜひとも食品として摂取しなければならないアミノ酸がある。私はこれを必須（不可欠）アミノ酸に加えるよう主張したい。

プロテインスコーア制定当時は、必須アミノ酸は8種（バリン・ロイシン・イソロイシン・トレオニン・フェニルアラニン・トリプトファン・メチオニン・リジン）とされた。その後の研究で、ヒスチジンも自前でつくれないことがわかり、今日では必須アミノ酸の数が一つ増えて9種になっている。

自前でつくることのできるアミノ酸は、可欠アミノ酸または非必須アミノ酸と呼ばれる。

この場合、自前でつくれるといっても、原料は主としてほかのアミノ酸である。ということは、タンパク質を十分にとっていなければ可欠アミノ酸にも事欠くということだ。

ところで、私はヒトフードというものを考案した。

これは過不足のないアミノ酸群と、水溶性ビタミン群との一定量から成る食品である。視野に入れる代謝は、エネルギー生産過程に限定している。ビタミンAやビタミンEなどの脂溶性ビタミンは、各自の裁量にまかせるのだ。

誤解のないようにいっておくが、ヒトフードは私たち人間にとって基幹の食事であるには違いないが、食事がもつ楽しみとしての半面を忘れろといっているわけではない。ヒトフードは食事の基幹であってもすべてではなく、部分的にとり入れてもらえればいいのである。

日本の栄養学の草分けとして知られる女子栄養大学の香川綾氏の長男靖雄氏は、世界中につまり、タンパク質をとりすぎている人はいない、と雑誌『科学』に書いていたことがある。これはタンパク質不足に陥っている人の多いことを示唆していることにもなる。このことを考えても、ヒトフードの中心にアミノ酸群をもってこなければならないことは理解していただけるだろう。

〝低タンパク食〟が引き起こす、この障害

発展途上国の中には、想像もつかないほどタンパク質不足の食生活を送っている人たちがいる。

ガーナの女性は、日本の女性に比べて妊娠回数が多いために、母親は十分な授乳を行えず、仕方なしに早期に離乳食に移行する。それがまた極端な低タンパク食のために、カロリーに不足がないにもかかわらずさまざまな障害を引き起こす。この低タンパク食症状は「クワシオルコール」と呼ばれている。

クワシオルコールの症状は多面的だ。まず、発育のよくないことが一目でわかる。髪の毛は細く、色が抜けて白くなった部分がある。皮膚は湿疹でかゆみを覚えるため、引っかいた跡が残り肌が荒れている。また、絶えずいらいらしている。

こうした症状が一つでも幼児に現れたら、タンパク質不足を疑ってみたほうがいいだろう。

タンパク質不足は結局のところアミノ酸不足であるから、分子生物学的に考察すれば、遺伝情報の発現ができないという結果に陥る。そうなったらどこに障害が現れてもおかしくないわけだが、具体的にどんな形でそれが露呈するかをクワシオルコールは教えている。

クワシオルコールの多発する地帯は、主としてアフリカであるが、ほかに南米諸国、インド、インドネシア、フィリピンなどにも患者がいるという。食糧事情的には、タピオカ・ヤ

マイモ・サツマイモなどを常食とする地方に多く、米・麦を常食とする地方には少ないといわれる。

クワシオルコールの症状を見ればタンパク質の生理的役割もよくわかる。髪の毛の色素メラニンができない。体の正常な発育ができない。浮腫が起きる。肝硬変が起きる。湿疹ができる。胃腸が悪くて習慣性の下痢になる。いらいらする。無感動である。筋肉が発達しない。運動神経が鈍い。行動が敏捷性を欠く……。

ここまで書けば、読者諸君もタンパク質に無関心ではいられないだろう。

2 タンパク質なしに、人間の体は成り立たない

ハサミと接着剤――「酵素タンパク」の二つの働き

タンパク質とひと言でいっても、その役割はいろいろだ。しかし何といってももっとも重要な役割は酵素（酵素タンパク）としての働きだろう。酵素は生触媒といわれる。生物のもつ触媒の意味だ。

触媒についての説明をしておこう。

角砂糖は炭水化物である。ということは、炭素と水素と酸素の化合物である。炭素が含まれているので燃やすことができるはずだが、マッチの炎を近づけても角砂糖は燃えない。

そこで角砂糖にタバコの灰をまぶしてみる。そこにマッチの炎をもっていくと火がつき、燃えるのである。

このとき、タバコの灰は触媒になったといえる。炭素は空気中の酸素と反応して燃えるわけだが、なぜ火がついたかというと、タバコの灰が火のつく温度を下げたことによる。この場合のタバコの灰のように、反応温度を下げる働きをする物質を触媒という。触媒があれば、角砂糖はマッチの炎で燃え出すのである。

角砂糖は人間の体の中でも燃える。これが生体のエネルギー源になる。体温は37度前後ととても低い。そういう場所で化学反応が起こるためには触媒が必要だ。その触媒が酵素である。

生体内の化学反応すなわち代謝が酵素の媒介によって実現するということは、19世紀からわかっていた。当時、酵素はタバコの灰のようなものと考えられていた。

しかし、分子生物学が誕生すると、アロステリック酵素が現れた。アロステリックとは「立体特異性」という日本語に訳されているが、この酵素の発見は分子生物学の死命を制するに足りるアイディアであった。

ジャコブとモノー（１９６５年、酵素合成に関する共同研究で、ノーベル生理学・医学賞を受賞）以前の酵素は構造を問わずに、ただ反応速度を速める物質と考えられていた。これに対して分子生物学では、酵素の立体構造をとりあげ、それがどのようにして反応を媒介するかのメカニズムに切りこんだ。

タンパク分子の立体形はアミノ酸配列で決定されるが、そこにほかの小さな特定の分子が結合すると、その立体形が変化する場合がある。これをアロステリック効果という。

一般に酵素は、ある特定の物質分子をつかまえて、それを分解するとか、別の分子と結合させるとかの化学反応を実現する機能をもっている。このとき、酵素が働きかけ、化学反応の対象となる物質を「基質」という。酵素は基質に作用して、それに化学変化を起こさせるのが本来の役目である。

アロステリック酵素は、そのままでは基質をつかまえることができない。ビタミンなどの協同因子をつかまえるポケットが用意され、そこに協同因子がおさまると、別のところで基質を受け入れるポケットが開く。これが基質を抑えこみ、それを化学反応によってほかの物質に変化させるという過程が進行する。

たとえば酒を飲んだらアルコールが分解されるだろう。ここでの基質はアルコールだ。分解酵素であるアルコール脱水素酵素が働くとアルコール分子の中の水素が脱落し、アセトアルデヒドという名の物質に変化する。このときの協同因子はニコチン酸というビタミンである。

この場合、酵素はアルコールにハサミを入れて水素を切り離す。酵素にはハサミの働きをするものと、接着剤のように分子と分子とを糊づけするものがある。

また、酵素の仲間には、基質を受け入れるポケットのかわりに、基質と協同因子とを一つのポケットに一緒に受け入れるものもある。

骨は、その4分の3がタンパク質から成る

タンパク質の中には、構造タンパクと呼ばれるものがある。

これは生体を形づくるもので、たとえば骨がそうである。タンパク質の名称でいえばコラーゲンに属する。骨といえば一つ覚えのようにカルシウムと答える人が多いが、骨の容積の4分の3はコラーゲン、つまりタンパク質なのである。

カルシウムは、コラーゲンを構成するアミノ酸の一つグルタミン酸によって、骨に足場を与えられている。最近騒がれている骨粗鬆症の対策も、カルシウムではなくてタンパク質の補給にあると考えたほうがいい。

コラーゲンは繊維状タンパクである。3本の繊維がらせん状になってからみ合っていて、主に軟骨や腱、心臓弁や血管壁、細胞間質の材料となっている。このからみ合いをつくるのにはビタミンCが必要だ。ビタミンCが不足すると壊血病になるのは、血管壁の材料が不完全になるためである。

血管は年齢とともに老いるという。これは血管を構成する二つの繊維状タンパク、コラーゲンとエラスチンが老化をきたすためだ。エラスチンは、ゴムのように伸び縮みしやすい性質をもつタンパク質である。体の構造の中で、とくに弾力を必要とするところに用いられる。ゴムの5倍という伸縮性をもつため、内部にコラーゲンがはさまって、伸びすぎて切れることを防いでいる場合が多い。

エラスチンは弾力があってよく伸びる。これに反してコラーゲンのほうはコイルバネのようなもので、弾力は強いが、引き伸ばすと強く抵抗するのだ。

動脈を見ると、エラスチンの層とコラーゲンの層、そして環状の筋肉の層もある。これらがきちんと働いていれば動脈硬化などは生じない。

コラーゲンにしろエラスチンにしろ代謝回転（新旧交代）という作業を怠らない。使い古しは捨てられ、あとに新しいものがとってかわる。

ヒトフードをとっていれば、これらが常時摂取できるから動脈は硬化しない。ヒトフードをとっていた友人が脳卒中で倒れたが、どこの動脈にも硬化がないと医者にいわれた。私も糖尿病だから動脈硬化がありそうなものだが、その気配はない。

ところで、コラーゲンというと化粧品や毛髪のトリートメント剤を思い浮かべる人も多いだろう。肌や髪の成分に近いものを補給するという目的からいえば、理にかなっている。

なお余談だが、エラスチンをつくる代謝には、協同因子としてビタミンB_6と銅の二つが必要だ。中年を過ぎると、とかくエラスチンが減少してくる。エラスチンはエラスチック（弾性がある）なものだから、これが減ると血管は弾力性を失い硬くなり、皮膚もハリを失うわけだ。

睡眠中につくられる〝集中力を増す物質〟

エラスチンの合成にはビタミンB_6と銅が必要だ、という1行を読んで、さて自分は銅をとっているかしら、と心配した人がいるかもしれない。だが、心配は無用である。銅は貝のカキにもあるし、リンゴにも含まれている。リンゴの果肉は空気にさらされるとたちまち赤くなるだろう。あれは銅が存在しているからである。銅のようなミネラルは、ごく微量だけでいいのだ。

ビタミンB_6は微量でいいとはいえないが、米粒にもコーヒーにも含まれているので比較的摂取しやすいだろう。

生まれたばかりの赤ん坊が痙攣をくり返すことがある。ビタミンB_6を注射すれば、この症状はおさまるが、これはビタミンB_6が筋肉のランダムな運動を抑えこむからだ。ビタミンB_6はエラスチンの合成以外にもこうした役割をもっている。

この場合、ビタミンB_6は脳細胞の中で働き、ギャバという物質をつくっている。ギャバとは抑制性神経伝達物質の一つである。先ほどの赤ん坊は、この物質の不足で痙攣が抑制されなかったわけである。

脳の状態の一つとして「集中」がある。脳のある部位が集中的に働くためには、それ以外の部分の興奮が抑制されている必要がある。その抑制にギャバは大きな役割を果たす。

ギャバは睡眠中につくられる。徹夜の翌日は、頭がボーッとしているだろう。この説明はギャバでつく。ビタミンB_6がたっぷりあっても、睡眠不足の状態では集中は無理ということになる。

カルシウムが不足すると、骨が溶け出し……

さて、カルシウムについて少し述べておきたい。

骨のコラーゲンにカルシウムが沈着することは先に触れたが、血管のコラーゲンにもカルシウムが付着することがある。

コラーゲンが存在するのは骨と血管だけではない。心臓の弁膜にも腱にも靭帯にもある。ということは、ここにもカルシウムの指定席はあるわけだ。

カルシウムは生体にとって重要な物質だ。神経伝達も筋肉の収縮も、カルシウムなしには起こり得ない。したがって、血中カルシウムの量は一定に保たれている必要がある。

私たちは多かれ少なかれ毎日カルシウムをとっている。牛乳を飲んでもキャベツを食べてもそれは血中に入ってくる。だが、一方においてカルシウムの消費がある。したがって、血中カルシウムイオン濃度は下がると考えるのが普通だろう。

カルシウムイオンとは、水に溶けた形のカルシウム分子のことだが、血中カルシウムイオン濃度が実際に下がったら大変だ。命の危機に瀕する。

カルシウムイオン濃度が正常値を割ると、センサーが働き、骨を溶かしてカルシウムイオンをつくり、それを血中に放出する。このときパラドックスが起こるのだ。つまり必要以上の量のカルシウムイオンをつくってしまう。

血中カルシウムイオンが過剰になると、心臓の働きが弱まり、筋肉の力は低下し、鬱状態になる。極端な場合は意識障害も招く。これは、個体の維持にとって不都合な状況であり、生体の合目的性の阻害にほかならない。

そこで余計なカルシウムイオンは指定席を探して動脈でも弁膜でも腱でも構うことなく付着する。これで血液の条件はよくなるが、付着された部分は逆に異常をきたす。

カルシウムの沈着を防ぐ秘訣は何か。それは簡単だ。カルシウムを毎日とるだけのことだ。カルシウムをとっていればカルシウムの付着が起きない――これは一つの逆説で「カルシウムパラドックス」と呼ぶ。

このパラドックスを知っているか知らないかは、生体の健康の分かれ目だ。私はよく「情報は一つでも多いほうが勝ちだ」という。ここでもそれがいえるだろう。

では、カルシウム摂取について重要な情報とは何か。それは、カルシウムをとるときには、その半量のマグネシウムも一緒にとったほうがいい、ということだ。

日本人の場合、マグネシウムの主たる給源は水である。ところがマグネシウムを含んだ水道水は味がまずくなるといって浄水器をつけてしまう人がいる。

心臓が不調になると、医者はカルシウムブロッカーをくれることがある。カルシウムイオンが心筋に流れこむのを防ぐ薬だ。マグネシウムは天然のカルシウムブロッカーなのである。

カルシウムパラドックスを野放しにするほど、生体は愚かではない。骨からのカルシウム

カルシウムパラドックスはなぜ起こるのか

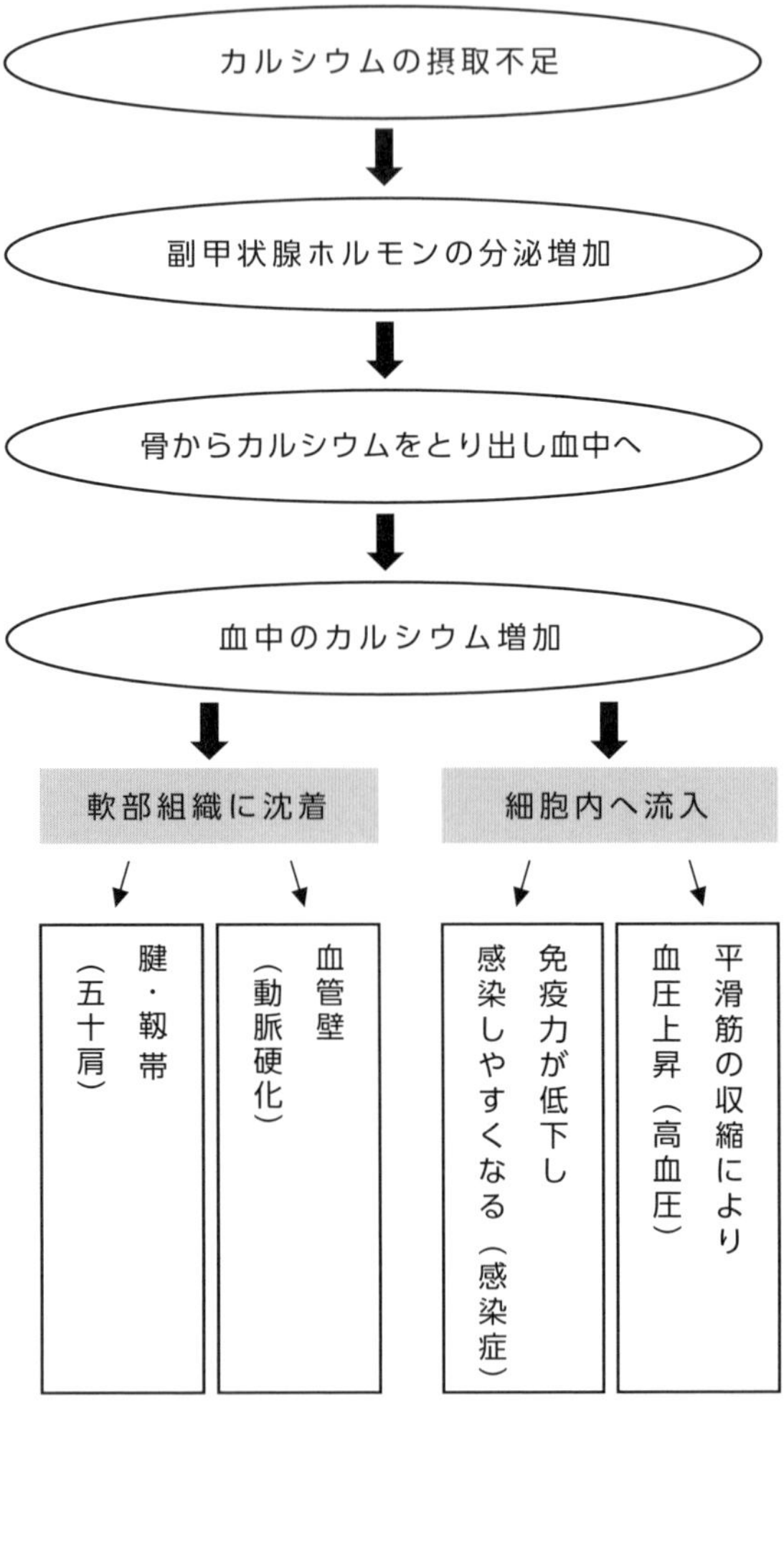

の流出に歯止めをかけるシステムが、きちんと用意されているのである。女性ホルモンと副甲状腺ホルモンの二つがそれだ。女性なら主として女性ホルモンによって、男性なら主として副甲状腺ホルモンによって、カルシウムの流出を抑えている。

　骨粗鬆症が閉経後の女性に多発する理由が、これで理解されたはずである。

筋肉に伸縮性を与える「収縮タンパク」

　ここまで、酵素タンパクと構造タンパクの2種類をあげて説明してきた。次に収縮タンパクについて述べる。

　収縮タンパクといっても、何も繊維状タンパクの長さが縮む、というようなことはない。収縮タンパクとは、筋肉のタンパク質をさしているのである。

　収縮タンパクのモデルは、手のひらを下にして机の上に両手を置いてみればつくることができる。指先が互い違いになるようにして両手を近づけると、右手の指と左手の指とが互いにはさみ合うような形になる。このまま両手を少し近づけてみたり、遠ざけてみたりしたときの動きが、筋肉が縮んだり伸びたりするありさまと考えてもらえばいい。

　手の指は右も左も同じものだ。ところが筋肉の場合はそうではない。指が表す繊維状のタンパク質の一方をアクチンといい、一方をミオシンという。両者は虫がはうようにして相手の隙間に滑りこむ。このとき筋肉は短くなるが、これで筋肉は収縮する。動きがこれと逆になれば筋肉がゆるむわけだ。

消化管や血管などの内臓の運動は、平滑筋が受けもつ。

ところで、私たち動物の細胞は植物の細胞に比べて膜が丈夫ではない。シャボン玉のようにふわふわしているため、細胞膜の内側にカゴのようなものがあって形を支えていると考えられている。そのカゴの材料は、アクチンと呼ばれるタンパク質である。

この場合、アクチンは収縮タンパクではなく構造タンパクだ。

最強のタンパク「抗体」が、異物の体内不法侵入をとり締まる

ここまでに酵素タンパク・構造タンパク・収縮タンパクの三つが出てきたが、これだけでもタンパク質の働きが多面的であることがよくわかるだろう。

この三つはどんな動物にもあるが、人間などの高等な動物だけしかもたないタンパク質がある。それは「抗体」と呼ばれるものだ。これには免疫グロブリン、またはガンマグロブリンという名前がついている。

ガンマグロブリンは複雑な立体形をもっている。そのアミノ酸配列はさまざまなものが用意されているので、どんな異物がやってきてもそれと結合することができる。そしてその異

物を不活化してしまう。

免疫とは、自己と非自己とを識別し、非自己を排除することによって自己の恒常性を維持しようとする現象である。非自己とは体外からやってきた異物をさす。

この分子レベルのメカニズムを明らかにしたのが、ノーベル生理学・医学賞を受賞した利根川進博士だ。

ガンマグロブリンのように自由自在な機能をもつタンパク質は、これ以外には存在しない。タンパク質には、ホルモンの仲間もある。インシュリンがその例だ。アミノ酸の数が１００以下のものはタンパク質ではなくペプチドと呼ばれるが、ペプチドホルモンの種類は多い。

ガンの発症も抑える抑制タンパクの〝スイッチ機能〟

１９９６年5月のニュースで、ガン抑制タンパクが発見されたと報じられた。

これについては、分子生物学に少し立ち入って説明する必要がある。ガン患者の場合、胎児期に活躍した遺伝子が再び活動を開始している、という話を聞いたことがあるだろうか。

胎児期は細胞を新しくつくらなければならないから、細胞分裂を指令する遺伝子が盛んに働く。しかし、出生後はこの遺伝子が働いては困る。そこで、抑制タンパクの登場となる。

この抑制タンパクが働かなくなると、ガン細胞が異常増殖をする。これは無視できない事実である。

抑制タンパクについて例をあげて説明してみよう。

パンを口に入れれば、それを消化するための糖質分解酵素が出てくる。アミラーゼがその例である。

アミラーゼのアミノ酸配列は、DNAに記憶されている。これは、糖質が口に入ってきてはじめて、活性化する。そうでないとき、アミラーゼの遺伝子は抑制されているのである。抑制タンパクがアミラーゼ遺伝子の調節部位に付着していれば、その遺伝子は活動できない。したがってアミラーゼも合成されない。

抑制タンパクの機能はスイッチに似ている。それが調節部位から離れればオン、くっつけばオフとなる。そう考えると、抑制タンパクは調節タンパクと呼ぶほうがふさわしいかもしれない。

抑制タンパクも設計図なしにはつくられない。その設計図はやはりDNA上にある。それを解読することによって、抑制タンパクはつくられる。

ガン遺伝子があれば、ガン抑制遺伝子がある。ガン抑制遺伝子は、ガン遺伝子が活動をはじめると、それを機会に働き出してガン抑制タンパクをつくる。これがガン遺伝子の調節部位にくっついて、ガン遺伝子の活動を抑えこむ。

このメカニズムはパンが口に入るとアミラーゼが出てきて、糖質の消化が終わればアミラーゼ遺伝子が抑制タンパクによって抑えこまれるのとまったく同じメカニズムなのだ。

遺伝情報を狂わせる異物をつくらないために

さて、抑制タンパクが調節部位にくっつくとは、隙間のないように密着することである。そのためには、遺伝情報が要求するアミノ酸が一つでも不足してはならない。不完全な形では抑えられるはずのガン遺伝子が活動をはじめてしまう。

分子栄養学では、この点に一つの問題を提起する。それは、遺伝情報によって呼び出しをかけられたアミノ酸に何か異物がくっついている場合があったらどうか、ということだ。このようなアミノ酸を修飾アミノ酸と命名している。

代謝回転には、タンパク質の分解反応もある。もしそのタンパク質を構成するアミノ酸のどれかに、リン酸やカルシウムやブドウ糖や水酸基など、まったくそこに存在理由のない物質がくっついていたらどうなるだろうか。

遺伝子の指令によって抑制タンパクを合成しようとしたとき、ここに書いたような修飾アミノ酸を使うことになったら、抑制タンパクにゴミがついた状態と同じことになるから、ぴったり調節部位にくっつくかどうかは疑問だ。私がプロテインについてやかましくいうのは、修飾アミノ酸が入りこむのをやめさせるためなのだ。

食卓に一品加えるなら〝卵料理〟を

母乳に匹敵するヒトフードといえば卵である。卵は、誰の手にも入る身近な食品の中で、もっともすぐれた栄養的価値をもっている。それは料理の素材としても扱いやすく、価格も安い。

卵の栄養的価値の第一は、ＤＮＡの指令により呼び出されるアミノ酸群のうち、必須アミノ酸（20ページ）のすべてを供給できることにある。つまりプロテインスコア１００というタンパク質をもっているのだ。単品で１００点となる食品は卵とシジミだけである。Ｍサイズの鶏卵１個を食べれば、ほぼ６・５グラムの良質タンパクを体内に送りこんだことになる。

殻を除いた卵の12％がタンパク質で、その大部分は卵白にある。

卵白のタンパク成分の特徴は、イオウというミネラルを含むアミノ酸（含硫アミノ酸）が多いことだ。

含硫アミノ酸の仲間は、反賢脳因子の代表格である活性酸素を除去するために不可欠のアミノ酸だ。その話は第３章で触れるとして、ここでは脳で特別な働きをしている含硫アミノ酸について説明を加える。

この含硫アミノ酸の名はタウリンという。タウリンはタンパク質の構成メンバーには加わ

タンパク質を採点すると……

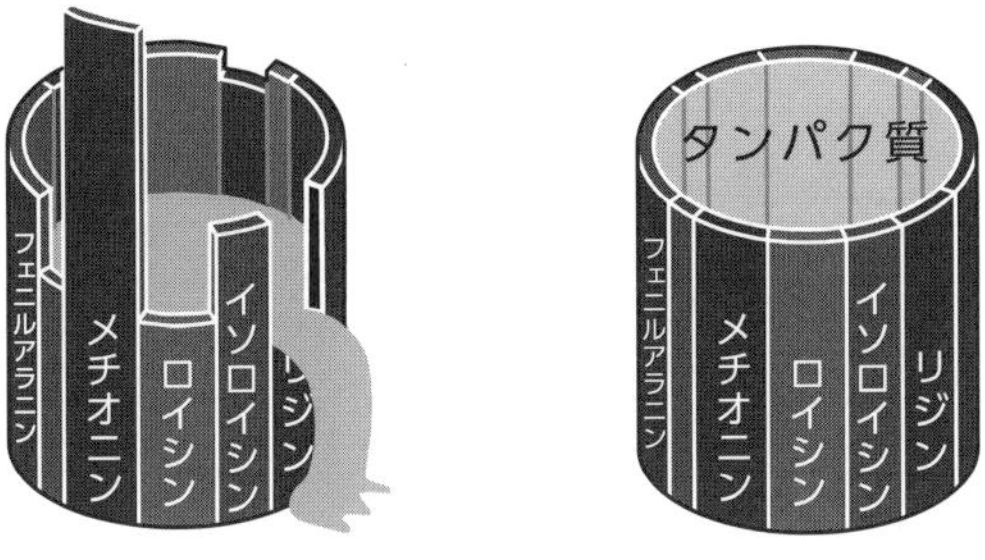

「桶の理論」

食品に含まれている必須アミノ酸は９種あり、どのアミノ酸がどれくらいの量含まれているかは、それぞれ異なる。９種の必須アミノ酸のうち一つでも満たないものがあると、最も少ないアミノ酸の量の分しかタンパク質はできない。これが「桶の理論」と呼ばれるものである。

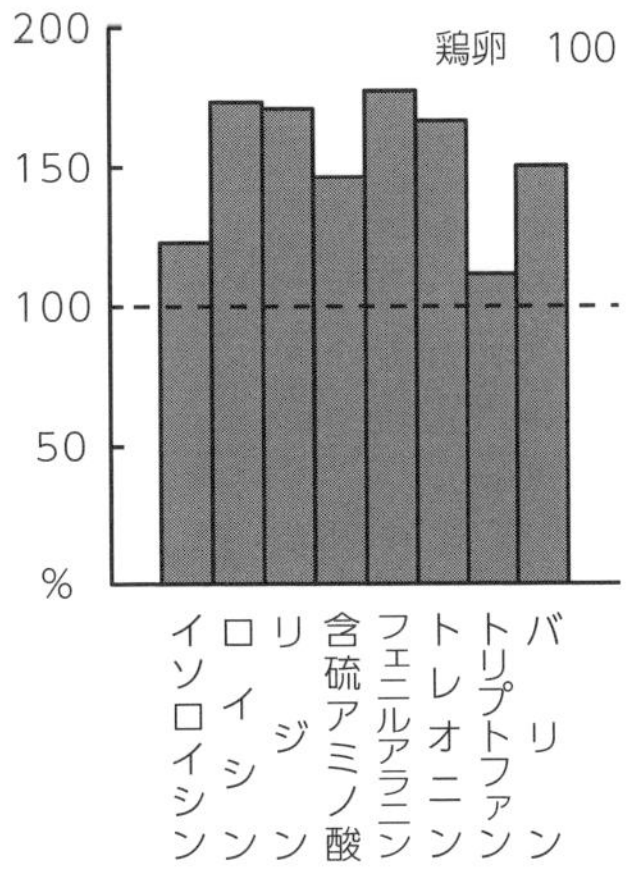

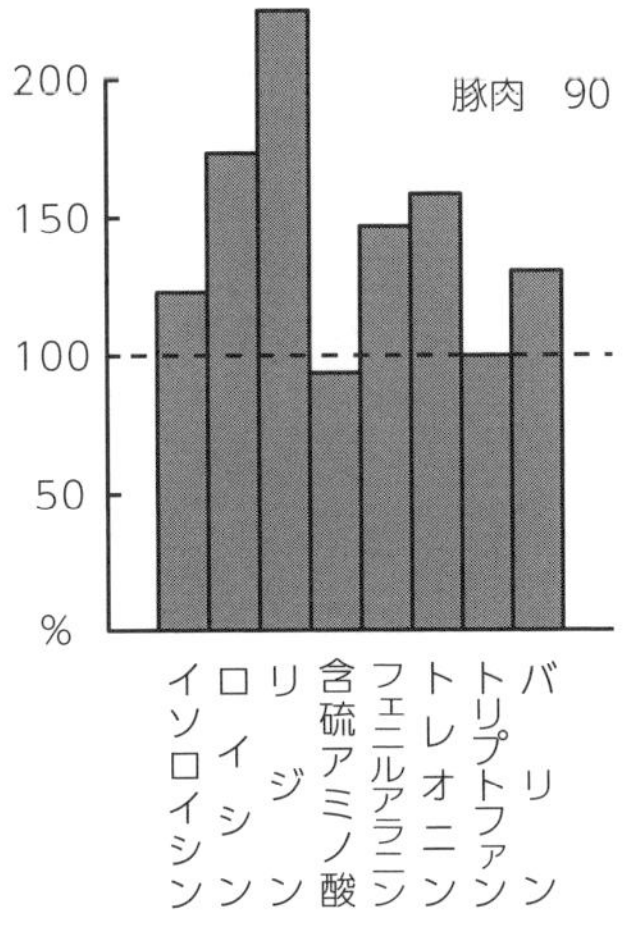

らないアミノ酸だが、脳の中枢神経や網膜や副腎などで重要な役割を果たしている特別なアミノ酸だ。

私のヒトフードでは、タウリンを必須アミノ酸に加えている。母乳にはタウリンが多く含まれる。

タウリンは、卵などの含硫アミノ酸から体内で合成されるが、その率は1~2%と低いことがわかっている。

タウリンはカキなどの貝類や魚の血合肉に豊富だ。食品から摂取されたタウリンは、専用の運搬用タンパクによって脳へ運ばれていき、脳の生理物質として働く。

鶏卵のメリットは、アミノ酸の品ぞろえにおいて、すべての必須アミノ酸が基準量を上回っている点にある。とくに、ほかのタンパク質食品に共通して不足している含硫アミノ酸を十分にもっている点は特筆に値する。ほかの食品と組み合わせてとったとき、相手の食品に不足するアミノ酸を補うことによって、その食事のタンパクレベルが上がるのだ。

タンパク食品といえば、大豆や牛乳や肉や魚があげられるが、いずれも含硫アミノ酸の含有量という点で卵に及ばない。けれども卵をメニューに加えることによって、欠点がカバーされる。

巷間信じられている俗説の一つに、「卵はコレステロールが多いので、成人病の原因になる」というものがある。

ここで成人病というのは虚血性心疾患（狭心症、心筋梗塞）や脳卒中（脳梗塞、脳出血）であり、その発症の基盤に動脈硬化があるという医学的常識から出発している。

動脈硬化は、動脈という血管が弾力を失うことで、それによって血液がスムーズに流れなくなる現象をいう。このとき太い動脈では、血管壁にこぶができ、それによって血流が阻害されるが、このこぶはアテロームと呼ばれている。

血液中のコレステロールがその場所にいすわってアテロームをつくるという誤解、血中のコレステロールはすべて食物からとり入れたものという誤解、食品のもつコレステロールはすべて吸収されて体内へ入るという誤解が、卵悪玉説の出所となったのだ。

ここに並べた三つの誤解は、一見もっともらしいが、正しい科学情報ではない、血中コレステロールの80％は、肝臓でつくられているものであるし、腸管内では食品中のコレステロールよりも、胆汁という消化液に含まれたものが優先して吸収される。この吸収には限度があって、余分はトイレ行きとなる。

アテロームの成立は複雑な過程があるのでここでは述べないが、コレステロールの仕業ではないことは事実である。というわけで、賢脳メニューに卵を加える人は、賢い頭をもっているということになる。

第2章　「メガビタミン主義」――脳の働きは、ここで決まる

1　ビタミンの奇跡――こんな驚くべき効用が……

ビタミンの大量投与で、ＩＱが約３倍に

１９８３年8月、私はアメリカのアリゾナにハーレル・キャップ女史を訪ねた。彼女は精神科医であって、知的障害児のビタミン療法で世界に知られた研究者でもある。彼女の研究課題は母親ゆずりだそうだ。

彼女は市販されているいわゆる総合ビタミン剤やミネラルを、キャンデーの形につくって与えているという。

45ページに、彼女が知的障害児に与えるビタミン・ミネラルの種類をあげておく。ただしキャップ女史は、なぜリン酸カルシウムをとらなければならないか、なぜその量が何ミリグラムでなければならないか、というような問題を立てることはしない。

このビタミン療法の一例をあげておく。１９４０年代のことだが、彼女の母親の前に7歳の男の子がつれてこられた。その子は言葉が不自由で、ＩＱを測定すると25～30しかなかった。

そこで適量のビタミン・ミネラルを与えてみたが、数週間たっても症状に改善のきざしが

**ハーレル・キャップ女史が
知的障害児に与えた
ビタミン・ミネラルの種類**

- ビタミンA
- ビタミンB_1
- ビタミンB_2
- ビタミンB_6
- ビタミンB_{12}
- ニコチン酸
- パントテン酸カルシウム
- 葉酸
- ビタミンC
- ビタミンD
- ビタミンE
- リン酸カルシウム
- カルシウム
- 銅
- 亜鉛
- マンガン
- 鉄
- ヨード

見られない。思いきって、大量の総合ビタミン剤を与えてみた。すると数日後にしゃべりはじめ、1カ月もたたないうちに読み書きができるようになり、9歳のときに小学校に入学してほかの子についていけるようになった。とくに算数の進歩がめざましく、IQは90まで上がった。性格も快活になり、年相応のいたずらっ子になったという。

驚くべきことに、ビタミンで頭がよくなったのである。これほど顕著な例は、その前にも後にもないが、ビタミン大量投与によって半数近くはかなりの改善を見ている。

高ビタミン・高タンパクが「賢脳食」の両輪

ただ分子栄養学の立場から前項の問題を考えると、ビタミン全体を不足と見るのではなく、そのうちのどれか一つ、あるいは二つに焦点をしぼり、レシチンやチロシンといったビタミン以外の周辺の栄養物質にまで視野を広げることになる。チロシンとは、タンパク質を構成するアミノ酸の一つである。

レシチンについては、こんな話がある。ある夜、小学1年生の男の子をつれた女性の訪問を受けた。その子は自閉症の多動児で落ち着きがなく、教室でじっと座っていることができずに動き回るので、授業参観に行っても恥ずかしくて困る、という相談だった。

私は彼女にレシチンを渡した。レシチンはビタミンではなく、ビタミンの一種であるコリンを材料として体内で合成される脂質だ。

第1章冒頭で神経伝達物質について触れたが、その一つにアセチルコリンという名のものがある。これは知覚神経と、運動神経および副交感神経の伝達物質として知られているが、知能にも関係ありと私は推測している。

参考までに記しておくが、卵黄にも大豆にもレシチンは含まれている。

その翌日、男の子の母親から電話があった。授業参観に行ったが、彼はおとなしく座って先生の話を聞いていたという報告の電話だった。

また、石垣島で複数の自閉症児について相談を受けたときは、プロテインと数種のビタミン、レシチンを処方してかなりの成果を上げている。

賢脳因子としては、レシチンやビタミンB_1・B_6・Cなどがあげられる。レシチン自体はビタミンではないが、コリンというビタミンを構成成分としているから、これもビタミンの仲間に入れていいだろう。

そうすると、ここにあげた賢脳因子はすべてビタミンということになる。ビタミンは自前でつくれるものではないから、これは意識的にとらなければならない。

となると、賢脳食は高タンパク食と大量（メガ）ビタミンから成るという結論になる。そして、それが私の主張であり実践の原則でもある。

ストレスや風邪で、ビタミンCの必要量はこれだけはね上がる

ところでキャップ女史のビタミン・ミネラルの処方についてひと言つけ加えておくことがある。というのはビタミンCの一日の摂取量、これは私にいわせれば明らかに少なすぎる（摂取量　1500ミリグラム）。

ネズミにストレスを与えてビタミンCの生産量を見ると、ヒトに換算して17グラムになるという報告がある。ビタミンCを自家生産できない動物は、ヒトとサルとモルモットとインド産のコウモリだけだ。そこで、ヒトのビタミンCの必要量はほかの動物との体重比を使って計算する方法がとられている。

ふつうの状態におけるヒトのビタミンC必要量は、体重60キロの成人男子の場合、一日2000ミリグラムと計算されている。ストレスがあればそれが10倍近くにはね上がるということだ。メガビタミン主義の旗手ポーリング氏は風邪をひいたとき、一日50グラムのビタミンCをとっていたという。

キャップ女史の扱う子どもの体重を大人の3分の1とすると、子どもの1500ミリグラムは大人の4500ミリグラムに相当する。これは普通の成人の一日必要量2000ミリグラムの2倍以上の数字である。だが、それだけではビタミン大量投与という評価はできない。ということは、知的障害がもしビタミンCの欠乏にあったとしたら、一日1500ミリグラ

ムでは話にならないということだ。

日本ではビタミンCの一日必要量を50ミリグラムとしている。私のメガビタミン主義では、ビタミンCのような水溶性ビタミンの場合、厚生省の推奨する量の100倍をめどとしている。ビタミンCの場合、それは一日5グラムになるが、これは健常者の場合であって、知的障害のような患者の場合ともなれば、必要量はその数倍にのぼると考えるべきであろう。

ポーリング氏の著書『さらば風邪薬！』の中にも、ビタミンCの大量投与によってIQが高くなったという実験データが出ている。ビタミンCが知能に関係していることは識者の認めるところとなっているのだ。

そのように考えると、キャップ女史の処方は、ビタミンCの数字をアップさせる必要が出てくる。私だったら5グラムから15グラムとしたい。アメリカには、精神分裂病の治療に一日30グラムのビタミンCを使って成功した医者がいるのである。

ビタミンCが精神分裂病に効くとすれば、これが脳の正常化に何らかの役割をもっていることは否定できない。

なぜ、ビタミンの大量摂取が必要なのか

さて、代謝の主役は酵素だが、この活性化にはビタミンが深くかかわっている。

酵素はタンパク質の仲間だ。そのアミノ酸配列はＤＮＡに暗号化されている。ということは、アミノ酸に不足があれば酵素はつくられない。そして、この現象は多くの人の場合、日常的に起きている。つまり、脳の神経伝達物質の合成に失敗する確率は低くないということだ。

酵素は、酵素タンパクと呼ばれるタンパク質部分だけでは、活性化できない場合が多い。一般にタンパク質の分子は、ほかの物質に比べて大きいので高分子と呼ばれている。それにはポケットがついていて、そこに特定の分子がおさまらないと働かない。この酵素をアロステリック酵素といい、それが発揮する効果をアロステリック効果という（25ページ参照）。ポケットにおさまる物質のことを「協同因子」という。その協同因子の多くはビタミンなのだ。

ところで、酵素を組み立てるアミノ酸のうち、どれか一つでも異なっていると、酵素タンパクの立体形に若干の違いが生じる。このとき、協同因子を受け入れるポケットも、変形するはずだ。

こうした条件下で、本来ポケットにおさまるはずの協同因子はどうなるか。ここが、私の説く分子栄養学の最大のポイントである。ビタミンＣを例にとって考えてみよう。

すべての原子は温度に応じた運動を行う。ある定点を中心にして振動するのだが、温度が高いほどその速度は速くなる。このとき、ビタミンＣはふるえながら微妙に変形している。

一方、酵素タンパクのポケットの大きさも、同じ原理で狭まったり、広がったりしている。広がったときが、ビタミンC分子が酵素ポケットにおさまるチャンスになる。

ただし、ビタミンC分子には、ポケットの所在をつかむ能力はない。あちこち動き回るうちに、ポケットにぶつかってはまりこむ。つまり、まったくの偶然の遭遇なのである。

このような動きを、発見者の名にちなんで「ブラウン運動」と呼ぶ。その原理は、アインシュタインによって明らかにされた。

生体の中には水分子が大量に存在する。体内の温度は約37度だから、それに相当する速度で動き回っている。これは新幹線と同じくらいの高スピードなので、ほかの物質と衝突すれば、はねかえる。このときぶつかった物質は力を与えられるが、その効果は物質の重さや大きさによって異なる。

酵素のような大きい分子の場合、上下左右から間断なく水分子の攻撃を受けるため、そこから受ける力は相殺されてしまう。そのうえ、もともとの重量もあるので、顕著なブラウン運動を起こすことがない。

こう考えてくると、酵素ポケットにビタミンCがうまくおさまるのは離れ業だということがわかるだろう。ビタミンCの大量摂取を説く意味は、まずここにある。

しかも、ある一定期間のうちにビタミンCと結合できないと、酵素はタンパク質分解酵素によってアミノ酸に分解され、化学反応は遂行されないことになる。

さて、そこで先ほどの問題に戻る。

たとえ、ビタミンCがいいタイミングで水分子に衝突し酵素ポケットに接近したとしても、肝心の酵素が正常な立体形でなかったら、当然受け入れられないケースが出てくる。

正常な酵素の場合は、その確率は百発百中である。分子栄養学では、このとき確率的親和力が1であるという。100回衝突して1回しかうまくいかないときは、確率的親和力が100分の1である。確率的親和力とは、酵素と協同因子との結合のしやすさを表す言葉だ。

たとえば、確率的親和力が100分の1のビタミンCを協同因子とする酵素があるとしよう。このとき、ビタミンCの濃度を100倍にすれば、両者の結合の頻度は正常な場合、つまり確率的親和力1の場合と同じになるはずだと考えられる。これはメガビタミン主義の理解にも役立つ。

ここでは酵素の協同因子の具体例としてビタミンCをあげたが、それ以外の協同因子についても成立する理論である。

カスケードモデル――〝体質〟の違いは、ここに表れる

以前、私は白内障に悩まされたことがある。

白内障はビタミンC欠乏症の一種である。医者に「放っておけば失明の危険がある」と診

断された私は、自ら注射を打ってビタミンCの摂取を試みることにした。

このとき、私の頭の中には次のような論理回路がつくられていた。

当時は妻と娘と暮らしていたが、皆野菜も果物も好きだった。常識からすれば、ビタミンCの不足は考えられない。そのような状況で、なぜ私だけがビタミンC欠乏症になったのか。この疑問を突きつめてたどりついたのが「カスケードモデル」である。カスケードとは、段段の滝のことで、カスケードの段一つひとつが、そのビタミンが必要とされる代謝や生理作用にあたると考えたのだ。

私のいうカスケードで流れるものは水ではない。ビタミンCである。それが上から下に向かって流れ落ちる。

流れ落ちたビタミンCは、消えてなくなるわけではない。生体内で特別な任務を果たすために消費されるのだ。その一例が白内障の予防である。

メガビタミン主義を唱えたライナス・ポーリング氏は、ビタミンCには50以上の役割があるとしているが、私は100の桁で数えるほど多くあると考えている。酵素の種類は3000といわれているが、その大部分がビタミンを協同因子としていることを考えると、50という数は少なすぎる。

ビタミンCの役割の分だけ階段があり、いちばん下までビタミンCが流れ落ちるためには、よほど大量の供給がなければならない。

後で詳述するが、カスケードモデルでは、それぞれの段にどのような役割があるかは人によって違うと仮定している。私の場合、白内障の段がかなり下にある、と考えた。とすれば、特別大量のビタミンCを摂取しない限り、その予防はできないことになる。

カスケードモデルの最大の特徴は、階段の上下関係にある。ビタミンCには、風邪の予防のほかに抗ストレスの働きもあるが、この二つの関係を例にとって説明してみよう。

頻繁に風邪をひく質《たち》の人は、抗風邪作用の段がかなり下のほうにある、とまず考えられる。それに対して、抗ストレス作用の段は、もっと上のほうにあるとしよう。

この人が大きなストレスを受けたとする。この場合、抗ストレス作用の段が上にあるため、それより下の流れは急激に細くなる。つまり、抗風邪作用の段にビタミンCはほとんど流れていかなくなるのだ。

このとき、風邪気味になると、抗風邪作用の段は下にあるため、ビタミンCの供給が不十分だからいよいよ風邪が本物になる。

これとは反対に、抗風邪の段が抗ストレスの段のずっと上のほうにある人は、めったに風邪をひかないがストレスに弱いということになる。

ビタミンCの必要量の違いは、そのまま個体差の指標になる。つまり、カスケードモデルは〝体質〟を意味する。

ビタミンCのカスケードモデル

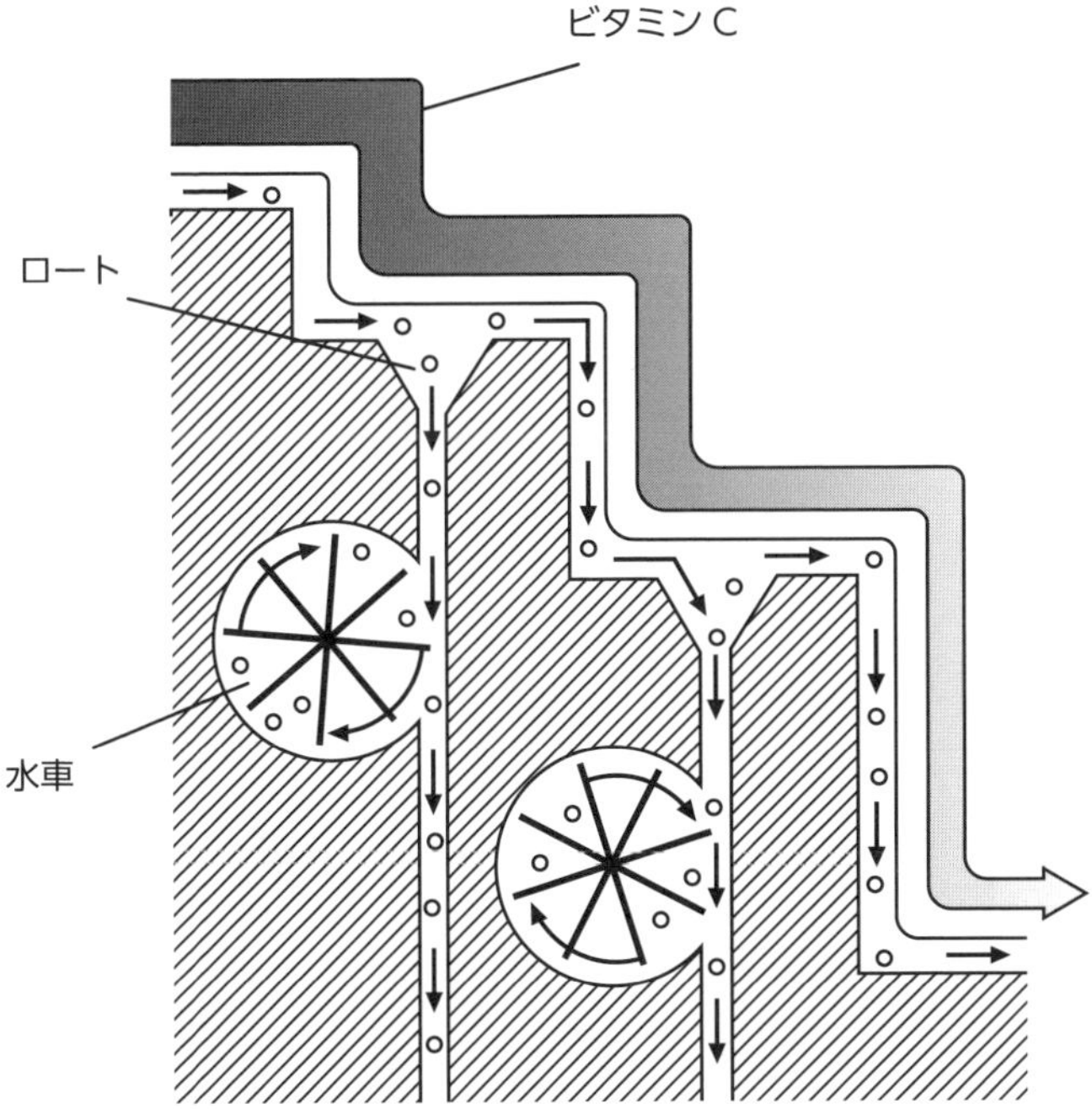

・ビタミンカスケードの各段には、ビタミンの流れこむロートがあり、これによって代謝の水車が回る。

・この段もロートも水車もタンパク質製である。

タンパク質不足では、ビタミンの効用は期待できない

さてこれまでは、下に行けば行くほどビタミンCの流れが細くなるように述べてきたが、実際には、それは一様の濃度を保って血中に溶けている。

ということは、カスケードの段は上から順に、確率的親和力の大きいものから小さいものへと並ぶことになる。

各段に流れていくビタミンCは、カスケードの下にある水車を動かす原動力となり、この働きがビタミンCを協同因子とする代謝である（55ページ図参照）。

ビタミンCがロートに流れこめば代謝が起こり、水車が回る。その段の確率的親和力が大きいとは、代謝の効率の高いことを意味する。つまり、水車の回転軸の摩擦が小さいということになる。カスケードの段が確率的親和力の大きさの順になっているということは、水車の摩擦の小さいものが上の段にくるようになっている。

カスケードの段の序列についての考え方は、生体の合目的性をよく表している。もっとも効率のいい代謝に優先的にビタミンCを与えることになるからだ。

このメカニズムであれば、最上段でのビタミンCの消費は少なくてすむ。つまり、カスケードの流れは節約という目的に沿うように進行することになる。

本来は、ビタミンCの血中濃度は一様にもかかわらず、下の段に行くほど流れが細くなる

かのように現実の代謝は進行する。つまり、代謝レベルの低いものを下に置くことによって代謝の効率の低いものほどビタミンCの供給を減らしているのだ。

もう一つ大切なこととして、カスケードの段はタンパク質製である。いいかえれば、タンパク質不足ではビタミンの効用が十分には表れないということだ。

ここまで述べた私の考え方を「パーフェクトコーディング理論」と呼んでいる。コーディングとは、遺伝情報を翻訳してアミノ酸をつなぎ、タンパク質を合成、さらにそのタンパク質が本来の役割を行うまでのプロセスをさす言葉である。

2　頭のために、何をどれだけとればいいのか

なぜ、大豆油のビタミンEがいいのか

私は自分自身のことをメガビタミン主義者だと自認しているが、それは、ビタミンさえ十分にとっていれば健康管理の条件が整う、といった単純なものではない。どちらかといえばビタミンの不足を予防する、といったほどの意味にとってもらいたい。

つまり、私のいうメガビタミン主義は健康管理学のほんの一部にすぎないことを強調しておく。この点への配慮が欠けたら、全身の健康状態も脳の健康状態も保証できないことを、心得てもらいたいのだ。

ここまで再三述べてきた通り、私が第一に重要視するものはタンパク質でありアミノ酸である。第二は生体の合目的性を阻害する活性酸素対策としてのスカベンジャー（活性酸素除去物質。体内の「掃除屋」の意味。第3章に詳述）だ。アミノ酸・スカベンジャー・ビタミン、この三者が健康食の軸で、同時に賢脳食の軸でもあるだろう。

ビタミンEは化学名をトコフェロールといい、アルファ・ベータ・ガンマ・デルタの4種がある。トコフェロールにはいくつもの合成品がある。普通に医薬品として使われているも

のは合成品のようだ。

スカベンジャー効果（抗酸化）の点では、これらの間に大きな差はないだろう。ビタミンEの第一の問題点はその吸収率にある。故本山示《しめす》氏の研究によれば、吸収率の最高は8％で、とくに低いものは0％であるという。私は同氏の開発した吸収率の高いものを使っている。

ビタミンEの天然品はすべて光学異性においてD型である。合成品はすべてDL型だ。光は縦波であるから、振動面が進行方向に対して直角になっている。光が目に入る方向から見て、その振動面が右回りのものをD型、左回りのものをL型、両者が半々になったものをDL型という。天然のビタミンEの化学名はDアルファトコフェロールである。

これらのビタミンEの多くは吸収率が低いとはいえ、そのわずかな量は肝臓まで血液によって運ばれる。そして、Dアルファトコフェロールのみがタンパク質と結合して血中に運び出される。

結合タンパクの作用で水溶性になったDアルファトコフェロールは標的組織の細胞の膜にあるポケット、つまりレセプター（受容体）におさまってから膜の内側に移行する。そこで用意された細胞内ビタミンE結合タンパクに抱かれ、再び水溶性となって細胞質内を移動、標的小器官（ミトコンドリアや小胞体）にたどりつき、結合タンパクから離れて期待された任務につくことになる。

結合タンパクに見捨てられたガンマなどのビタミンEは、胆汁に溶けて十二指腸に放棄される。つまり、肝臓にはビタミンEのタイプを識別する機能あり、ということになる。

ビタミンEがミトコンドリアに運ばれていくのは、おそらく活性酸素除去物質であるスカベンジャーとしての役目を期待されているからであろう。そこは活性酸素の発生する場所でもあり、その傷害が恐れられている場所でもあるからだ。小胞体では、コレステロールやリン脂質とともに、アポタンパクと呼ばれるタンパク質に包みこまれた形の複合体（リポタンパク）になり、血中へ送り出される。このリポタンパクによって、各組織へ供給されるのだ。

ビタミンEは性ホルモンや副腎皮質ホルモンなどの合成と、DNAの遺伝暗号の解読にも関与している。しかしそれはDアルファトコフェロールだけに限った話である。

最近明らかになったことだが、Dアルファトコフェロールが細胞分裂を抑制するのに対し、Dベータトコフェロールはそれを促進する。

私たちは細胞の異常な増殖を歓迎しているわけではない。これはガン細胞を考えてみればわかる。つまりガンの抑制という重大な作用が、Dアルファトコフェロールに存在することがわかる。そして、Dベータトコフェロールの分が悪くなった。

このような事情から、ビタミンEの原材としての小麦胚芽油の株は下がり、大豆油の株が上がることとなった。小麦胚芽油にはベータがあるのに対して、大豆にはベータが存在しないからである。

乳児においてビタミンEが不足すると、運動機能の低下や神経機能の異常が起こる。ビタミンEを与えれば前者は回復するが、後者は完全には回復しない。ビタミンEは赤ん坊にとっては大きな賢脳食なのだ。

肝臓にあるビタミンE結合タンパクにDアルファトコフェロールのみが結合するということは、このタンパク分子にDアルファトコフェロールを受け入れるポケットが存在することを意味している。

もしもこの結合タンパクに変異があれば、ポケットの形が違ってしまい、ビタミンEの受け入れができなくなる。実際、小脳失調症の患者に、このような変異が見つかっている。

ビタミンEは脳の機能に関係ありということだ。

ビタミンEが重要な賢脳食になる理由

どのビタミンについてもいえることだが、その欠乏症を人体で調べるわけにはいかない。結局それは動物実験に頼ったり、疫学や介入試験に頼ったりすることになる。

その例はこうだ。ビタミンEの目安量は成人男子では一日8ミリグラム、成人女子では一日7ミリグラムといわれる。そこで8ミリグラム以下の人と100ミリグラム以上の人とを比べてみたら、少量しかとっていない人のほうに冠動脈疾患で亡くなった人が多い、という報告がある。これは疫学的なデータである。

現在でも未熟児出産の例は少なくないようだが、これはビタミンE欠乏によるという意見が多い。

ビタミンEの欠乏と大なり小なり関連があると推定される病気をあげてみると、次のようなものがある。

LDL（コレステロールを運ぶリポタンパク）欠損症、胆汁鬱滞症、腱反射消失、小脳失調症、位置感消失、網膜色素変性症、振動感消失、眼瞼麻痺、筋力低下、眼球振動、触覚痛覚消失、足蹠反射消失、眼瞼下垂、関節異常――。

これを見ると脳に関連のあるものがいくつもあり、ビタミンEが賢脳食の名に恥じないと推測できる。

これだけは知っておきたいビタミンの分類と役割

ビタミンEはビタミンCとは異なり、いわゆる脂溶性ビタミンの一つである。このような脂溶性ビタミンは一般的に分子量が大きく、分子構造が水溶性ビタミンのように単純ではない。そのために人工的な合成品と天然品との間に違いが生じて、ややこしい問題を起こすことになる。その点で物議をくり返しているのがビタミンAである。

脂溶性ビタミンという言葉が使われはじめたのは1915年であるから、ずいぶん歴史は浅い。そのときビタミンAは脂溶性Aと名づけられた。水溶性BはのちのビタミンB群である。

このような状況だから私の学生時代、ビタミンなどという言葉を口にする者は一人もいなかった。栄養という言葉もなく、卵や牛乳には滋養があるといわれ、もっぱら病人に与えられるという程度の認識しかなかった。この事実は当時の結核蔓延の状況の背景にもなっていた。低タンパク食では結核菌に対する免疫抗体がつくれないということを誰も知らなかったのである。

当時、児童の〝青っぱな〟がいたるところで見られた。鼻をすみかとする常在菌を、抗体が攻撃するのではなく白血球がその役割を負ったのだ。青みのある鼻汁は白血球の死骸だったのである。青っぱなは低タンパクのシンボルだった。

鳥目と呼ばれる夜盲症は昔からあった。ピラミッドで知られる古代エジプトのパピルスにもその記録があって、原因を食物とする見解も記されているそうだ。

20世紀初頭には、体重の低下、眼感染症、角膜乾燥症などが夜盲症と同じ原因で生じると考えられるようになった。それが脂溶性Aの歴史の第一ページになったとしていいだろう。

当時、脂溶性Aは卵黄やバターや肝油や腎脂肪油のもつ成長因子との想定があった。

マッカラム（アメリカの科学者）によって脂溶性Aと水溶性Bとの分類が行われた191

5年当時、脂溶性Aは抗クル病（骨の発育が不十分で湾曲・変形をもたらす病気）因子を含んでいた。しかし、ビタミンの研究が進むと、これはビタミンDと名づけられてビタミンAと区別されるようになった。

なお、水溶性Bがとりあげられた当時、これは粗製乳糖の水溶性部分や米ぬかに存在するとされていた。

脂溶性A、水溶性Bなどの命名を整理してビタミンA、ビタミンB、ビタミンCなどの呼称を提案したのはオレンジ果汁から水溶性Cを発見したイギリスのドラモンドである。1920年、私の高校時代のことだ。むろんこれは研究者の間の問題だから、一般市民の知らない世界の出来事であった。

ある実験――ビタミンAの欠乏は「死」をも招く

ビタミンAについての動物実験がはじまると、その欠乏症が次々と明らかになった。

幼若動物にビタミンAのない餌を与えると、成長が止まり、骨や神経系統は正常な発育ができなくなる。そして、上皮細胞の分化や増殖がうまくいかなくなる。そのために皮膚は乾燥して厚ぼったくなり、角質化が進む。粘膜上皮も乾燥してくる。そのうえ、腎臓や腺組織が退化し、両性とも生殖機能を喪失する。

欠乏症がもっとも顕著に現れるのは目で、乳幼児の場合には失明も起こりうる。

こう考えてくると、ビタミンＡの役割のきわめて大きいことがわかるだろう。それは神経系にも及んでいる。

ビタミンＡの研究は近年にわかに進んできたが、現時点では、ビタミンＡには三つの姿のあることがわかっている。

もともとビタミンＡはレチノールと呼ばれていた。〝レチナ〟は網膜、〝オール〟はアルコールをさすから、レチノールは網膜に存在するアルコールを意味している。アルコールを特徴づけるOH基をもつことを示しているわけだ。

このOH基がカルボン酸に置換されると、レチノールはレチノイン酸に変身する。ビタミンＡの特徴的な作用といわれるものには、このレチノイン酸によるものが多いといわれる。

また、レチノールのOH基がアルデヒドCHOに置換されたものもある。これをアルデヒド体という。ビタミンＡには、アルコール体、カルボキシル体、アルデヒド体と三つの姿ありということになる。

ビタミンＡの三つの姿は、ビタミンＡに期待される生理効果が三つある、という見方ができるだろう。だが、一つの姿からほかの姿への変身が可能なものもあり不可能なものもある。

ビタミンＡの三つの姿を総称してレチノイドというが、そのアルコール体のものをレチノール、カルボキシル体のものをレチノイン酸、アルデヒド体のものをレチナールという。

レチノールはレチノイン酸になれるが、その逆の変化はできない。

レチノールとレチノイン酸とでは生理効果に大きな違いがある。

レチノイド欠乏食を与えられたネズミを観察すると、第5週目から体重が減りはじめて第8週目に死んでしまうのが普通だ。ところがこれにレチノールまたはレチノイン酸を与えると順調に成長し、上皮組織の乾燥や角質化は見られない。

一方、レチノイン酸のみを与えられたネズミは視覚や生殖機能が回復しなかった、という報告がある。

この効果はレチノールによってもたらされたと考えられる。

この実験は、ビタミンAが生命を握るほど重要な役割をもつことを証明している。研究が進むにつれて、ビタミンAの機能の種々相が明るみに出てきたが、将来の研究成果がますます楽しみである。

ただ、ここにはビタミンAの大量摂取に警告を発する性質のものもあるようだ。この件については後述する。

ビタミンAはDNA内でも働くのか

レチノールは経口的にとり入れる場合と、ベータカロチンなどから肝臓で生成される場合とがある。レチノールは脂溶性だから血中に溶け出すことはできないが、結合タンパクに抱かれれば水溶性を与えられる。これはビタミンEも同様だ。そして血液に運ばれて標的細胞にたどりつくわけだ。

ここに出てきたビタミンA結合タンパクはレチノイド結合タンパクであって、レチノールともレチナールともレチノイン酸とも結合する寛大な性質をもっている。

ビタミンAが結合タンパクと結合しないで血中に流出すると困ったことが起こる。それは界面活性作用をもつため、細胞膜に出会えばそれを乳化して不安定にする。中性洗剤の害が叫ばれているが、ここでの作用は中性洗剤と同じだ。ビタミンAの副作用の一つはこれである。

結合タンパクと結合しない原因は、主に低タンパク食にある。低タンパク食でなくても、結合タンパクの遺伝子に変異があってこうした事故が起きる場合もあるというが、ビタミンAの副作用を心配する人は、まず低タンパク食でないかを点検すべきである。

さて、標的細胞のレセプターに収容され、細胞膜の内側に移動したビタミンAはレチノール、レチナール、レチノイン酸のそれぞれに特有な細胞内結合タンパクによって標的小器官へ行く。ビタミンやタンパク質などの分子が、お互いを識別する手段は文字や言語ではない。それぞれの分子の形、すなわち立体構造によって見分けるのである。

レチノイドとくにレチノイン酸の機能には底知れないものがある。とくに注目を浴びたのは、細胞内どころか核内に結合タンパクをもつことが発見されたことだ。

この核内レチノイン酸結合タンパクは、多くの種類に分かれている。核内といえばＤＮＡの世界であって、遺伝情報の転写の場である。ここでレチノイン酸は転写後の修飾や転写の調節にもかかわっている。

この核内レチノイン酸結合タンパクは種類によって、ある臓器に多く、ある臓器に少ないというような特徴をもっている。つまり脳に多いものもあれば皮膚にしか存在しないものもあるのだ。

核内レチノイン酸結合タンパクの発見は１９９０年のことだから、その研究はこれからのものである。要するに、ビタミンＡの働きは複雑なのだ。

ビタミンＡが主役を演じる視覚・美容・生殖作用

ところで、細胞分化は、個体の成立にとってかけがえのないものである。発生分化は何かプログラムがあって実現するかのように見えるが、ビタミンＡの研究が進むにつれ、プログラム説は分が悪くなった。私は専門家ではないから素人としての意見ということになるが、生体にはいかなるプログラムも存在しない、と思っている。

核内レチノイン酸は、細胞分化の鍵を握っている。レチノイン酸濃度がある特定の値になるまで、当初から抑制されていた分化関連機能を担うある遺伝子の発現が実現しないという事情があるからである。ある特定の濃度になったとき、レチノイン酸は抑制遺伝子に結合して抑制を解除する、と私は考える。

さて、ビタミンAの欠乏症には夜盲症があると述べた。そのためにビタミンAと光刺激との関係は徹底的に解明されている。専門的な話は省くが、要するに光刺激はその強さと波長とを別の信号にして大脳に伝えるのだ。

このとき働くレチノイドはレチノールとレチナールであって、レチノイン酸の出番はない。そして、利用される神経伝達物質はアセチルコリン・ドーパミン・ギャバの三つである。

光刺激を信号化する過程でレチノールはその分子構造をいろいろに変化させる。このような現象は水溶性ビタミンにはまったく見られない。同じビタミンの仲間とはいえ、脂溶性ビタミンと水溶性ビタミンとは同日の談にはなり得ないのである。

レチノイン酸ではなくレチノールが主役を演じる場面は視覚ばかりではない。生殖作用がその一例である。

ビタミンA不足の餌を与えられた雄ネズミは、精巣が萎縮して精子をつくらなくなる。また雌ネズミでは、膣壁の角質化が起こって発情が不安定になる。そして受胎が不能になり、胎児があれば吸収されてしまう。乳汁分泌も止まってしまう。こうした症状もレチノールを投与するとすべて改善される。

ネズミと人間とは違うが、ここに示したような現象は人間にも起こる、と考えるのが動物実験の意義なのだ。

さて、ビタミンAをさして美容ビタミンと呼ぶことがある。

皮膚や粘膜など、外界から臓器を守るために発達した組織が上皮組織である。この構造を見ると、基底膜と呼ばれるしっかりした膜の上に上皮細胞が敷きつめられている。

気道についていえば、ビタミンAが欠乏すると、上皮細胞である繊毛細胞や粘液生産細胞が消失し、角質化した基底膜がむき出しになる。そうなると、気道表面が乾燥して細菌感染しやすくなる。これらの異常を抑制して上皮細胞を正常化するのがビタミンAの役目といっていい。ビタミンAが欠乏すると、鼻腔や眼瞼などあらゆる粘膜が乾燥して感染が起きやすくなる。つまり肌が荒れるのだ。角膜や眼球の乾燥もビタミンAの投与で改善される。

上皮組織のこのような異常は、分化の異常としてとらえられている。レチノイン酸が細胞分化を誘導することはすでに述べた。その濃度次第で、骨格筋細胞ができたり、脳では軸索細胞ができたりアストログリア細胞ができたりすることは実験で確かめられている。

この現象を利用して、白血病患者の白血球を適当な濃度のレチノイン酸で処理することで分化を誘導し、増殖能力のない白血球をつくらせるという治療法が研究されている。

幼若動物では成長にビタミンAが深くかかわっている。ビタミンA欠乏の餌を与えられた動物は体重が減少し、成長が止まって死んでしまう。また、奇形の発現も見られた。

動物の形状はＤＮＡによって決まっているとはいえ、そこには発生分化という人類がまだ解明していない高度で複雑な過程がある。それがレチノイン酸の濃度に左右されているとしたら、ビタミンＡの摂取量はさらに重要な意味をもってくる。

メガビタミン主義者は、こう考えている

欠乏症もさることながら、過剰投与による副作用はメガビタミン主義者にとって大いなる関心事にならざるを得ない。

ここにビタミンＡの慢性過剰症をあげる。

消化器系に対するダメージからくる食欲不振、吐気、腹痛、肝腫大、肝硬変、腹水、食道静脈瘤、脾腫がある。

脳関係はどうか。頭痛、疲労感、嗜眠、不眠、神経過敏、鬱状態、循環気質、不安神経症と、どれも賢脳とは正反対の症状だ。

では骨格筋ではどうか。痙攣、硬直、筋肉痛、知覚異常、異常感という具合だ。

内分泌関係は、口渇、頻尿、排尿障害、踝《か》部浮腫、悪寒、発熱、月経異常、高カルシウム血症、過カルシウム尿症と、これも歓迎せざるものばかりだ。

ビタミンＡ過剰症としてリウマチ様症状が現れることがある。関節炎・関節痛・骨痛のほ

かに慢性化骨などという症状だ。

血液検査値に異常が見られることもある。中性脂肪高値、コレステロール高値、肝関連数値異常、プロトロンビン時間延長、貧血、相対的リンパ球増加、血沈亢進、タンパク尿、無菌的膿尿などだ。

ヒトの胎児は、5本の指が水かきのようにくっついている時期があるが、その水かきはオタマジャクシの尾が消失するときのように微粉にまで分解して環境に流出する。この現象をアポトーシス（枯死）と称する。アポトーシスはビタミンAによって誘導されるとされている。

ガン細胞はアポトーシスを起こすはずの細胞が死んでくれないために発症する病気だ、とする考え方がある。ビタミンAとガンとの関係は、このルートからも研究されつつある。

ビタミンAは反賢脳因子ではない

ビタミンAには著しい効能がある反面、過剰症がまことに多い。そこで一日の推奨量をいくらにすべきかが問題になる。

現在の一般的な基準としては、成人男子で850マイクログラム、成人女子で650マイクログラムがビタミンA一日推奨量として適当とされる。

ところで私は20年以上、大量に天然ビタミンAをとっているが、前記の過剰症で該当するものを探してみると頻尿と筋硬直の二つしか見当たらない。前者は重症糖尿病に起因するものだと解釈している。後者は冷房下で布団をかけずに寝たときに限る。今のところビタミンAが反賢脳因子になっている気配はない。

友人のAは素晴らしい声をしており、若いときには声優だった。ところが70歳近くになってのどをやられた。そこでビタミンAをすすめたところ調子がいいので次第に増量、効果はてきめん、70歳の誕生日のパーティーではプロのピアニストの伴奏でモーツァルトを歌った。彼には中毒症らしきものは片鱗も見られない。

このような大量のビタミンA摂取でも過剰症が現れないのは、細胞内に運びこまれたビタミンAをレチノイン酸に変換する代謝が厳重に調節されているからである。

実験時にレチノイン酸の大量投与を行えば、前記のような過剰症を引き起こすことは当たり前の話だ。また、レチノイン酸への変換ルートの調節機構に狂いが生じた場合も同様である。ここにも調節タンパク（36ページ参照）のかかわりがあるはずだ。

ビタミンAは副作用があってこわいが、カロチノイドは安全だからそちらをとるほうがいいという人がいる。カロチノイドとはカロチンの仲間という意味で、ニンジンやカボチャの皮にあるベータカロチン、卵黄のキサントフィル、トマトのリコペンなどがその例である。ビタミンAへの変換率が最高だというので、なかでもベータカロチンに注目が集まっている。

ビタミンAを毎日大量にとる習慣の友人に、その一部をベータカロチンに変えてもらった。すると例外なしにすべての人が目の調子がよくないと訴えてきた。カロチノイドのビタミンAへの変換は、ビタミンのよほどの欠乏がなければ実現しない、というのが私の観測である。

なおカロチノイドは黄、赤から紫までの広い範囲の色をもつ植物色素である。クロロフィル（葉緑素）と協力して日光のエネルギーを捕捉すると同時に、紫外線によって発生する活性酸素の除去を行うものだ。

3　頭をよくする〝知能ビタミン〟とは

分子栄養学における「フィードバック・ビタミン」と「知能ビタミン」

分子栄養学では、フィードバック・ビタミンというカテゴリーを設けている。生体は合目的的であるというが、これはある目的が設定されたとき、それにフィードバックして必要な代謝が行われるということである。つまり脳細胞がある神経伝達物質に対する要求を起こせば、すぐそれにフィードバックしてその物質をつくることだ。

『分子栄養学序説』（三石巌全業績三巻）では、フィードバック・ビタミンのリストに、ビタミンA、B_1・B_2・B_{12}、C、E、ニコチン酸、パントテン酸、葉酸、ユビキノンをあげている。一方、フィードバック・ミネラルのリストには、ヨード、マグネシウム、亜鉛をあげている。

脳のフィードバックのスピードは速いことが望ましいとすれば、フィードバック・ビタミンやフィードバック・ミネラルの欠乏は論外である。むろんアミノ酸の欠乏があればすべては台無しだ。

前掲の本には知能ビタミンというカテゴリーも設けている。そこにあげたビタミンは、

B_1・B_2・B_6・B_{12}、C、H、ニコチン酸、パントテン酸、コリン（レシチン）だ。ミネラルは、カルシウム、マグネシウム、ナトリウム、カリウムである。

それぞれの欠乏では次のような症状が現れる。

・ビタミンB_1→エネルギーが不足し、怒りっぽくなる。記憶力も低下、音の刺激に過敏になる。これが神経伝達物質であるからだ。

・ビタミンB_2→鬱状態になる。

・ビタミンB_6→暴力を含む異常行動が現れる。

・ビタミンB_{12}→集中力の低下、記憶力の減退、知覚の障害などが現れる。

・ニコチン酸→不安感やいらだちが現れ、怒りっぽく不眠の傾向も現れる。

・パントテン酸→知能が低下する。

・ビタミンC→知能が低下する。

・ビタミンH（ビオチン）→鬱状態や幻覚が現れる。

ここにあげたビタミンが一つでも欠乏すれば賢脳はあり得ない。すべての条件が全部そろってはじめて賢脳が実現するのだ。栄養のことを考えていくと、結局、メガビタミン主義に通じていく。

賢脳も健康も土台にあるのは物質（栄養物質）である。脳の実体は物質だ。これが働くためには物質の補給がなければならない。車がスムーズに走るためには燃料不足もオイル不足も許されないのだ。

「アンチビタミン」を含む食品を一緒にとると……

ところでビタミンB_1欠乏症について私がつかんでいる情報を披露しよう。

第二次大戦の初期、日本軍は英領シンガポールを攻略して凱歌をあげたが、このとき莫大な数の英軍将兵がチャンギ収容所に閉じこめられた。

しばらくすると、捕虜の間に奇行が蔓延した。物覚えが悪くなる、居眠りが出る、人の足を引っ張るなど、以前には見られなかった歓迎せざる態度や行為があちこちに散見するようになったのだ。

この状況を注意深く観察していたのは、軍医クルクシャンクのグループだった。彼らは戦争がすんで故国に帰ると、有志を募って合宿し、チャンギの食生活を再現してみた。するとやがて、前述の〝チャンギメモリー〟が発生するのを確かめることができた。原因は白米のお粥と、副食にビタミンB_1を含む豚肉やビールなどがつかなかったことにある。チャンギメモリーとは、物忘れのひどいことを皮肉った言葉である。

クルクシャンクは、この症候群に対してエンケファロパチアという名称を与えた。電車の中での居眠りは、日本ではもう見慣れた光景だろう。ところが、外国人や沖縄県人はこれを奇妙に受けとっている。クルクシャンクにいわせるまでもなく、これはエンケファロパチアであり、原因はビタミンB_1の不足なのだ。

私は、福島県の山奥の小学校で授業を参観する機会を得たことがある。そのとき、児童の中に、体格が貧弱で顔色も悪く、先生の話を聞いているのかどうかわからない注意力散漫な男の子がいた。

私は一目で、その子をエンケファロパチアと見た。後から担当教師に詳しく尋ねたところ、その子の家は貧しく、春先になると一家で山に入ってワラビやゼンマイを採集し、たくさん塩漬けをつくり、それが1年中食卓に並ぶということだった。その子の兄弟も同様な状態で、成績は下の下だという。

ビタミンが協同因子として役立つには、酵素タンパクと手を組む必要がある。このとき、ビタミンと構造がよく似たものが入りこんで酵素に付着すると、その酵素は不活化する。

このようにして酵素の働きを阻害するものをアンチビタミンというが、ワラビやシダなどの山菜類には、ビタミンB_1のアンチビタミンのあることが知られている。

そのほか、コイやフナなどの淡水魚にも、ビタミンB_1のアンチビタミンが含まれる。

居眠りをするのも、記憶力が悪いのも、人の足を引っ張るのも、その原因となる司令塔は脳だ。とすれば、脳が正常に働くためには、ビタミンB_1が必要だと考えられる。

エンケファロパチアは潜伏性脚気と訳されている。また、脚気は多発性神経炎という病名ももっている。ということは、ビタミンB_1の欠乏は神経に炎症を起こさせるものだと考えられる。

"納豆"には、記憶力を高める物質が含まれている

以前、ＮＨＫラジオで、ハワイ生まれの天才少年マイケル＝カーニー君が紹介されたことがある。彼は10歳で大学を卒業して、どこかの会社の社長になったというのだ。

彼の母親は日本人だ。彼女はマイケル君が幼いときから毎日納豆をふんだんに与えており、その習慣は現在も続いているらしい。

こういう話があると、短絡的に「納豆が頭をよくする」という情報にすりかわる。納豆をたっぷり食べれば、副食のどれかが少なくなるだろう。それが反賢脳因子だったら、原因はそれが排除されたことにあって納豆をとったことではない、という結論になるかもしれない。

真相はどうなのだろうか。納豆を調べてみると、セリンリン脂質という物質が含まれている。これには記憶力をよくする作用があるというのが通説になっている。マイケル君のＩＱは２５０もあるそうだ。これは10歳のときに25歳の頭があったことを示す数字である。ＩＱはおませの指標でもあるのだ。

セリンリン脂質は納豆だけにある物質ではない。大豆にもあるし卵にもある。健康食品の中にレシチンというものがあるだろう。レシチンはコリンリン脂質をさす用語だったが、近頃ではこれと共存することの多いリン脂質、すなわち、イノシトールリン脂質、エタノールアミンリン脂質、セリンリン脂質などの総称となっている。

ここで問題のセリンリン脂質だが、これはセリンがあれば自前で合成することができる。セリンはタンパク質を構成するアミノ酸の一つだから、ヒトフードにおいては不足することはない。むろん自家生産には材料もいるしエネルギーもいるから、出来合いがあればそれに越したことはない。だが、これは味噌にも卵にも含まれるから、納豆だけに頼る必要はない。

セリンリン脂質は賢脳因子の一つだが、賢脳因子の一つを十分にとれば頭がよくなるわけではない。脳のメカニズムはそんな単純なものではないのだ。日本人のほとんどは毎日味噌汁を飲むが、だからといって全員頭がいいとはいえないだろう。それと同じである。

一日に必要な良質タンパク質は〝体重の1000分の1〟

納豆のセリンリン脂質が賢脳因子の一つとして日本で脚光を浴びたわけだが、これに類するものとしてタケノコのチロシンがある。タケノコも缶詰なら1年中いつでも手に入る。したがって毎日のようにこれを食べることができるわけだが、このような食習慣を実践する人は現実にはいないと思われる。

ロシアの医学者イワン＝パブロフは条件反射の発見によって大脳生理学に貢献したことでよく知られている。この人に師事した慶應大学の林髞《たかし》教授にいわせれば、〝よい頭〟とは、記憶力がよく、理解力に富み、判断力があることだとされる。この三つがそろわない頭は〝悪い〟ということになる。

納豆やタケノコの話を聞いて、それをどう理解し、どう判断するかは頭のよさを判断するうえでおもしろい材料を提供する。

セリンもチロシンもタンパク質を構成するアミノ酸である。したがって、どんなタンパク食品でもこれを含んでいる。納豆やタケノコにことさら執着する必要はないということだ。

私は高タンパク食をすすめている。高タンパク食といっても高カロリー食ではない。高タンパク食とは、どのアミノ酸も不足がないような良質タンパクを体重の1000分の1だけ毎日とる食習慣をさす。

私はそれを実行しているので、納豆でもタケノコでも、食べたいときだけしか食べない。基本的に賢脳食の条件を満たした食事をとっているので、あとは食べたいものを食べる。それが私の方法であり、私がすすめる賢脳食なのだ。

だから、納豆の話を聞いて即納豆に飛びつく人は判断力が悪いということになる。納豆をすすめる人も同じことだ。

毎日の食事に役立つ、良質ビタミンを含む食品一覧

ここで賢脳因子としてあげたビタミン・ミネラルについて、日常の食生活とのかかわりをまとめておこう。

ビタミンA（レチノール）

ビタミンAは、レバー・卵・チーズなどの動物性食品に含まれている。ウナギやハモなどの魚類にもあるが、淡水魚のそれは人体で働くビタミンAと、化学構造上の違いがある。海水魚のビタミンAは、ヒトのそれと同じである。

ベータカロチンは、体内でレチノールに変換するが、その率は確定されていない。ベータカロチンは、おおよそレチノールの6分の1として計算し「ビタミンA効力」と称されている。

主なビタミンA給源とその含有量は、次のようになる。

・鶏卵――中ぐらいのもの（60グラム）1個に、108マイクログラム。
・プロセスチーズ――100グラム中のビタミンAは396マイクログラム。普通1回の摂取量は約20グラム程度であり、これで79マイクログラムがとれる。

・牛乳――１００グラム中に36マイクログラムだが、カップ１杯は約２００グラムとなり、ビタミンＡが72マイクログラム摂取できる。
・バター――大さじ1杯（14グラム）は、約89マイクログラムのビタミンＡをもっている。
・ニンジン50グラムのビタミンＡ効力は６２７マイクログラム、同じくカボチャ１２０グラムで１５８マイクログラム、焼きのり３グラム（全形１枚）は１２８マイクログラム。
・マンゴー――２分の１個（約１５０グラム）で２９７マイクログラムのビタミンＡ効力と計算されている。

ビタミンB_1（チアミン）

デンプンや砂糖などの糖質をエネルギー化するとき、不可欠のビタミンなので、糖質の多い食生活では必要量が多くなる。にもかかわらず、現代の食生活では、精製・加工によりこのビタミンが失われがちである。調理による損失も少なくない。ビタミンB_1の供給源には、穀類、肉、乳製品、魚などがある。

豚肉は、ビタミンB_1のすぐれた給源である。１回の摂取量を80グラムとしたとき、もも肉で０・９ミリグラム、ロースでも約０・７ミリグラムが供給される。

穀粉入りパン２枚（厚さ１センチ）、１玉の生ソバ、カツオ１切れ（約１００グラム）で、それぞれ約０・２ミリグラムのビタミンB_1が摂取できる。

豆腐（絹ごし）2分の1丁（150グラム）には0・15ミリグラム、これはジャガイモ中1個と同程度である。

ビタミンB_1の必要量は、運動や労働によって増加する。

ビタミンB_2（リボフラビン）

ビタミンB_2の実体は、自然界にひろく存在するフラビンという物質に属する黄色の色素である。

ビタミンB_2は、卵や赤身の肉、牛乳・乳製品、背の青い魚、納豆などに多い。

牛のヒレ肉80グラム（1回の標準使用量）には、0・2ミリグラム、鶏のもも肉では同じ80グラムで約0・2ミリグラムのリボフラビンがある。それに比較して、豚肉は80グラム中ヒレ肉で0・26ミリグラム、肩肉でも0・22ミリグラムと両者を上回る。

卵はここでも成績のよい食品である。標準の大きさ1個（60グラム）で0・25ミリグラムとなっている。牛乳1カップ（210グラム）は、0・32ミリグラムである。

青魚と呼ばれるサバやサンマやイワシも上位に入る。サバ1切れ（100グラム）は0・54ミリグラム、サンマ1尾（150グラム）で0・32ミリグラム、中ぐらいのイワシ1尾（100グラム）では0・22ミリグラムという具合だ。

1パックの納豆（50グラム）では、0・28ミリグラムの含有量となっている。

睡眠薬や精神安定剤を使用すると、体内のビタミンB_2が利用されず、尿へ出てしまうので要注意である。

ビタミンB_6（ピリドキシン）

筋肉はビタミンB_6の貯蔵庫といわれている。したがって肉類や、回遊魚の赤身部分に多い。若鶏の胸肉１食分（80グラム）では０・８ミリグラムあり、牛や豚のもも肉では、その半量程度である。

マグロのトロは、１食分１００グラムとすると１ミリグラム、赤身ではそれを上回る含有量である。

ビタミンB_{12}（コバラミン）

脳におけるビタミンB_{12}の濃度は高いことが知られている。大脳のビタミンB_{12}濃度は、血中のそれと比較すると、１００倍という高さなのである。

植物はいろいろなビタミンをつくる能力をもっているが、ビタミンB_{12}を合成することはできない。ある種の微生物だけが合成能力をもっているのだ。したがって穀類、イモ類、マメ類、野菜、果物などの植物性食品にはビタミンB_{12}が含まれていない。

ワカメ・コンブなどの海藻は、これに付着した微生物が合成したビタミンB_{12}を吸収しているケースがあるが、それは保証の限りではない。

そこでビタミンB_{12}の給源としては、肉や卵や乳製品や魚類といった動物性食品に限られてくる。動物性食品の含むビタミンB_{12}は、その消化管内に棲む細菌のつくり出したものに由来している。

ビタミンB_{12}のよい給源は、内臓ごと食べる貝類すなわちカキやハマグリやシジミ、アサリなどと、スジコ、タラコ、カズノコなどの魚卵である。そのほかアンコウのきも、うるめイワシ、イカの塩辛、生ウニ、ホタルイカなどもビタミンB_{12}の豊富な食品である。

ビタミンC（アスコルビン酸）

ビタミンCといえばレモンやイチゴが連想されるように、果実に多く含まれる。野菜にも広く含まれているが、調理により60％ほどの損失があるといわれている。また栽培法や季節によって含有量が異なってくる。

中程度の大きさのイチゴ5粒で約60ミリグラムのビタミンCが摂取できる。レモンやいよかんの1個が約50ミリグラム、グレープフルーツのハーフカットで35ミリグラムぐらいである。

キウイや柿やパパイヤもビタミンCが多い。柿1個（200グラム）では約120ミリグラムのビタミンCが補給される。キウイは1個（100グラム）で約70ミリグラム。4分の

1にカットしたパパイヤ（100グラム）で50ミリグラムである。

野菜類は、100グラムあたりの含有量でみるとパセリやブロッコリー、芽キャベツ、菜の花、ニガウリ、ピーマンなどが上位にくるが、1回の標準使用量からするとパセリは1枝として、その含有量は18ミリグラムと少量になる。

ダイコンの葉やシシトウにもビタミンCが多いが、1回に摂取できる量では、それぞれが25ミリグラム、30ミリグラムという具合だ。

ブロッコリーは、2分の1株（正味65グラム）で100ミリグラムのビタミンCが摂取できる。コマツナは1束の4分の1（80グラム）でビタミンCは約50ミリグラムである。ホウレンソウも、ほぼ同じと考えてよい。

コマツナやホウレンソウなどをゆでるときは、大きい鍋に、多めの熱湯で、短時間にというのがコツである。ゆでた後水にさらす時間も短いほうが、ビタミンCの損失は少なくてすむ。

ニコチン酸・ナイアシン

ニコチン酸は、植物性食品にも動物性食品にも広く分布している。なかでも肉類やマメ類、穀類、種子類などがよい給源である。

魚や野菜にも、コーヒーや紅茶にも含まれているのだ。

ニコチン酸が、ビタミンB群に属しながらビタミンの名で呼ばれないのは、哺乳動物においては、肝臓でアミノ酸トリプトファンを原料に合成されることによる。この場合、60ミリグラムのトリプトファンから1ミリグラムのニコチン酸が生じるのだが、この合成系にはビタミンB_2やB_6などが消費されることもあり、この系に依存するのは損というものだろう。

アルコールが肝臓で処理されるとき、大量のニコチン酸を浪費する。ニコチン酸が不足すると、頭痛や不眠、めまい、記憶困難などが起こることがあるので、愛酒家は要注意だ。カツオ、マグロ、サバ、イワシ、豚肉、落花生などが、ニコチン酸を供給してくれる。

パントテン酸

パントテン酸という名には、どこにでもある酸という意味がある。その通り、主食である米飯にもパンにも含まれている。マメ類や鶏卵に多く、牛乳、肉、魚などもパントテン酸をもっている。

そのうえ、腸内細菌（腸管の中に棲みついている常在菌）にもこのビタミンをつくるものがある。

したがって、パントテン酸の欠乏は起こりにくい。

第3章　頭の老化、病気を防ぐ〝スカベンジャー効果〟

1　使わなければ、頭はどんどん鈍くなる

優秀な脳細胞は、ミトコンドリアを多くもつ

「頭が鈍る」とは「切れ味が悪くなる」ことだとしよう。この解釈だと、鈍る前の頭は切れ味がよかったことになる。

切れ味がいいとは、判断が的確で早いということだろう。

株の売買でうまくやろうとしている人がいる。いろいろな場面で判断が早く、儲けるケースの多い人がいたら、きっと切れ味のいい頭の持ち主だといわれる。判断が早くても損ばかりするようだったら、切れ味がいいとはいわれないはずだ。

頭が切れるとは、イチかバチかの山勘が当たるようなことだとは思わない。いろいろな問題に対して、速やかに論理回路のつくれる脳をもってそれと定義したい。

この考え方にそって、「頭の切れ味が鈍る」とはどういうことか、という問題を解いていきたい。

脳細胞から脳細胞への交信は電気的なものだ。しかし、脳細胞と脳細胞の間は電気の導体によってつながれているのではない。その隙間は神経伝達物質（16ページ参照）が媒介して

埋めてくれることになっている。

メッセージは電気信号となって脳細胞の中を通過し、末端まで電気が流れるとそこで神経伝達物質が放出される。それが隣の脳細胞にキャッチされ、再び電気信号となってその脳細胞を通過する。これは電話に似ているが、電話よりやや複雑なシステムだ。

信号を伝えるためには、どの細胞も電気を起こすことができなければならない。神経伝達物質のなかには外から供給されるものもあるが、ほとんどは自前でつくるものだ。

電気を起こすのにも伝達物質をつくるのにもエネルギーがいる。そのために脳細胞の中には、ミトコンドリアというエネルギー発生工場が数千個もある。そのエネルギー源はブドウ糖だ。

さて、〝頭の切れ味〟の問題に戻る。

じつは、神経伝達物質は脳細胞が作動する以前から用意されている。その分子数は、頻繁に使われる脳細胞ほど多いものだ。むろん、それをたくさん用意するにはエネルギーが大量にいる。それはミトコンドリアの数が多くなければ不可能なことだ。

ということは、切れ味のいい頭とは、脳細胞のどれもがミトコンドリアをたくさんもっている脳ということになるのではないか。

生体の合目的性という概念はすでに示した。どの細胞でも活発に活動するためにはエネルギーが大量にいる。大量のエネルギー生産のためにはミトコンドリアの数が多くなければならない。

スポーツ選手の筋肉はミトコンドリアの数が多い。頭の切れる人の脳細胞もミトコンドリアの数が多い。

スポーツ選手がスポーツをやめれば、筋肉のミトコンドリアの数が減る。切れ味のいい頭の持ち主も怠けていれば、ミトコンドリアの数が減る。これは省エネという目的を達成するための変化である。生体の合目的性にかなったものでもあり、生存の秘訣といっていいものとなっている。

脳内の情報伝達に使われる「電気信号」とは

さて、中年過ぎての脳機能低下とは別に、老年期に入ると〝痴呆〟[*2]の問題が出てくる。どちらも一部の人にしか起こらないことなのか、それとも時期や程度こそ違っても、すべての人に起こることなのか。そしてまた、中年以降の機能低下と痴呆とは同質のものなのか、異質のものなのか。これらの問題について考えてみたい。

中年以降の脳機能低下の原因は、ミトコンドリアにあると述べた。これは、電話回線にたとえれば、供給電圧が下がったようなものだ。電話機は無傷なのに、である。

こういうと、年をとったら電話機の故障もあるのではないか、と思う人がいるはずだ。年をとれば、膝や腰が痛くなったりするが、これは体力の低下ではなく、装置の故障にすぎない。

ここで、脳という名の電話機の構造について、若干の説明を加える。

脳の細胞、つまり神経細胞の名はニューロンである。ニューロンは細長い形をしていて、両端が多数の枝に分かれ、電気信号の通り道となっている。ほかの神経細胞からの信号をキャッチする入力側の枝を樹状突起といい、出力側の枝を軸索突起という。樹状突起は入力側の端からいきなり枝分かれしていて、その数は万の桁にのぼる。出力側の端からは電気の通り道となる1本の太い軸索が伸びており、それがところどころから芽を吹いて枝を出す形になっている。

軸索突起の先には終末ボタンという名の袋がついている。ここまで再三登場してきた神経伝達物質は、シナプス小胞と呼ばれる小さな袋の中に数百個ずつ詰めこまれて、終末ボタンの中におさまっている。

シナプスとは、ニューロンとニューロンとをつなぐ接続装置の呼び名である。

終末ボタンの底の面はシナプス前膜と呼ばれる。終末ボタンは、下流にあるニューロンの樹状突起の1本との間にシナプスを形成している。この樹状突起が終末ボタンと向き合うわけだが、かすかな隙間をおいてシナプス後膜を提供している。終末ボタンのシナプス前膜と樹状突起のシナプス後膜とは、この隙間をおいて向き合う関係にあるわけだ。

電気信号が上流のニューロン内から下流に向かって終末ボタンまでくると、環境からカルシウムイオンが流入する。それを合図にシナプス小胞のいくつかがシナプス前膜に結合し、小胞は隙間に向かって神経伝達物質を放出する。これらはシナプス後膜に並んでいるレセプターに受けとられる。するとシナプス後膜にナトリウムイオンによる発電で電気が発生し、それが樹状突起を伝わってニューロン、軸索を通過して終末ボタンにたどりつく。これが論理回路の流れである。

ここでいう電気について付言しておく。家庭の回線や送電線を流れる電流と呼ばれるものの実体は電子である。電子は負の電荷をもっているので、電流の流れる方向は、電子の流れとは反対になっている。

ところで、シナプス後膜で発生し、樹状突起を伝わる電気の正体とは何だろうか。私はそれに電子ではなく、NOを想定してみたい。

NOのNは窒素、Oは酸素である。NOは活性酸素の一つとされ電荷をもっている。しかもこの分子は生体膜を自由に通過するといわれている。このNOつまり一酸化窒素分子がここに登場する電気の正体なのだ。

一酸化窒素という物質は、オキシダント公害の原因の一つともされている、いわば悪玉だ。それが近年になって、にわかに生理活性物質として脚光を浴びるようになった。

実際のニューロンは、それぞれに固有の情報を保持している。電気信号がくれば、それは

ニューロンにおける情報伝達のしくみ

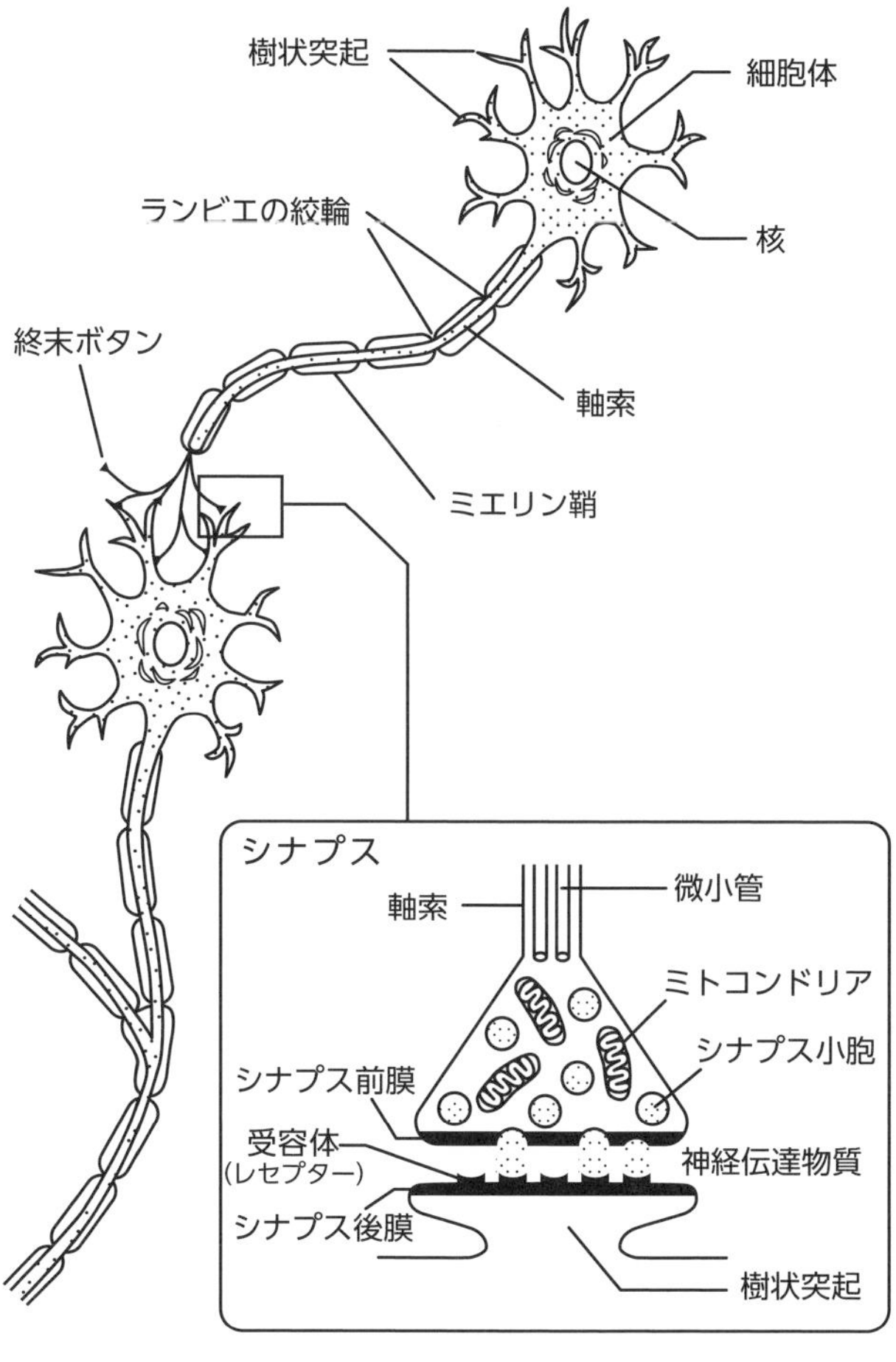

核に入ってDNAに働きかけ、そこに新しい情報を刻印するか、あるいはすでに刻印された情報を再生してそれを終末ボタンに送りつける。

電気信号はパルスの形をとる。パルスとは記号で表せばとがった山の形で、衝撃波のようにも見える。シナプスを渡る神経伝達物質の分子数が多いほどパルスの山は高く、信号が明瞭になる。これはニューロンの機能が力強いということで、ニューロンの出力、すなわちエネルギー発生のレベルが高いことを意味する。聞こえるか聞こえないかわからない情報伝達はやらないということだ。

＊2　2004年、厚生労働省は「痴呆」に替わる行政用語・一般用語を「認知症」と改めた。

なぜ、年とともに脳は萎縮するのか

終末ボタンについて、若干の説明を追加しておく。それは神経伝達物質のプールである。その分子数が多ければ、それを内蔵するシナプス小胞も大きくなり、終末ボタンがふくらむ。このことをシナプス荷重が大きくなった、と表現する。

よく使われるニューロンは、神経伝達物質の消費が大きいからシナプス荷重が大きくなる。若いときには見られないことだが、老年期に入ると脳は萎縮の方向に向かう。その原因はニューロンの死にもよるが、シナプス荷重の減少にもよる。簡単にいってしまえば、頭を使わなければ脳はしぼんでいくのだ。使わない脚がやせるのと同じ現象である。これは生体の合目的性にかなっている。

脳という器官は、全身の中でも水っぽいことを特徴とする。そこに含まれる水は、全身の平均値より12％から15％ほど多い。脳の重量は25歳あたりまでは上昇し、50歳代で減少の傾向をとる。この減少の主要な原因は水の喪失によるとされる。

一般に、1グラムのタンパク質・糖質は代謝の過程で1グラムの水を生じ、1グラムの脂質は2グラムの水を生じる。ということは、食欲の減退した高齢者の場合、食べ物からくる代謝水の量はどうしても少なくなり、そのために全身が干からびてくる。ニューロンも例外ではない。

水が不足すると、水溶液の溶質の濃度が上がる。すると必然的に水溶液の粘度が上昇するので、代謝にあずかる分子の運動の速度が低下し、すべての反応がおそくなる。これは食欲不振にともなう一般的な現象であり、脳は例外どころか、水っぽい器官であるがために、とくに影響が大きいはずである。

ニューロンが死ぬ話が出てきたが、その原因は三つある。一つは活性酸素、一つは虚血、一つは低血糖である。これらについて述べていこう。

2　賢脳の敵・〝活性酸素〟を撃退するスカベンジャーとは

活性酸素という凶暴な物質は、どんなときに生まれるか

酸素には酸化作用があるが、その酸化作用の異常に大きくなった状態のものを活性酸素という。この場合の〝活性〟は好ましいことを意味しない。

鉄の刃物が錆びれば鈍くなるのと同様に、生体の部分も錆びれば機能が低下する。ＤＮＡが活性酸素の攻撃を受ければ正常に働かなくなる。ＤＮＡが正常に働かなければ、遺伝情報が正しく伝わらず、酵素タンパクなどのアミノ酸配列がズレる。そういう細胞は死ぬのが普通だが、死にそこなうとガン細胞などに変化し、異常増殖をはじめる場合がある。

こうした意味で活性酸素はこわいものという印象が強い。だが、一方で白血球やマクロファージが細菌などの非自己を攻撃するときの武器にもなる。

活性酸素はストレスや炎症、放射線、短波長紫外線、医薬・添加物の解毒などにともなって発生する。またエネルギー発生にも活性酸素がつきものである。

ミトコンドリアにおけるエネルギー発生は、ブドウ糖や脂肪酸などのエネルギー源の燃焼による。つまり呼吸によって吸収された酸素が、ここで代謝に利用されるということだ。

この酸素が100％燃焼によって消費されるなら問題は起きないのだが、このとき最低2％の酸素は化学反応に参加することなく活性酸素という凶暴な物質に変わってしまう。

生体の合目的性は、ミトコンドリアに活性酸素除去物質をつくる機能を与えている。その名をSOD（スカベンジャー）という。

スカベンジャーの中には酵素以外に、私たちのよく知る物質もいくつかある。ニンジン・カボチャ・ミカンのカロチン、お茶のカテキン、ゴマの成分などだ。ただし、ニンジン・カボチャのベータカロチンは、主として皮にあるので皮をむいて捨ててしまっては意味がない。ビタミンのA、C、B_2、Eなどもスカベンジャーである。ビタミンEが口から入ると、それは早速ミトコンドリアに駆けつける。もしも活性酸素の分子数が多くなりすぎてSODで除去できないと、とり返しのつかない大きな事故につながる恐れがあるからだ。

主人公が意識しなくとも、生体は個体の保存に万全をつくす態勢を整えているのである。

"心労"が10日続けば、活性酸素の発生も10日続く

人間の体でエネルギーの最大消費者が筋肉だということは、誰にも見当のつくことだ。では、ずいぶん大量の活性酸素の発生があり大変だと考える人がいるだろう。

ところが、筋肉には瞬発力発揮のための白筋と、保久力発揮のための赤筋と2種類がある。

赤筋が赤いのはミトコンドリアの色だからだ。白筋が白いのはミトコンドリアがないからである。つまり、白筋のエネルギー発生は酸素を使っての燃焼反応ではなく、無酸素の反応によっている。ここでは活性酸素の発生なしにエネルギーがつくられるわけだ。

これに反して、脳のニューロンでは、もっぱらミトコンドリアの有酸素反応でエネルギーをつくっている。だから、安全のためにビタミンEをとろうということになる。もっとも、それほど頭を使わないのならそんな必要はない。

だが、頭を使わなくとも脳細胞はこき使われることがある。それは心労だ。精神的ストレスというやつだ。

ストレスという状態は、全身を不調に陥れる。これは死につながる性質のものだ。それを回避しようと、生体は抗ストレスホルモンを合成してこれに対抗する。このホルモンは、コルチゾン・コルチゾール・ヒドロキシコルチゾールなどである。これは副腎皮質でつくられるところから副腎皮質ホルモンと呼ばれる。分類上このホルモンは性ホルモンと同様ステロイドホルモンに属する。

精神的ストレスの特徴は、それが何日も持続するところにある。そこでステロイドホルモンの合成が絶えず行われることになる。しかもその血中濃度を一定に保つために分解が絶えず起きている。

ところがステロイドホルモンには難点がある。その合成時にも分解時にも活性酸素の発生があるということだ。したがって、心労が10日続けば、活性酸素の発生も10日続くということになる。心労のあまり床についたという話は、つまりは活性酸素にやられたのである。

そのとき脳細胞を守ろうと思うなら、ビタミンEが有効だ。

DNAは情報の〝記憶端子〟

脳細胞の死因のもう一つは虚血だ。

これは血流が止まって、その下流に血液の欠乏が生じた状態をさす。虚血は梗塞によっても起こるし、攣縮によっても起こる。攣縮とは痙攣が起きて血管が周期的に閉じる現象をいう。このような原因で虚血が起こると脳細胞は死に至る。

原因が活性酸素にしろ虚血にしろ、脳細胞が死ぬと、マクロファージの餌食となり、その分だけ脳は萎縮することになる。

脳細胞が死ねば、そのDNAも死ぬ。これは設計図の死であると同時に記憶の死でもある。

大脳には海馬と呼ばれる「記憶の宝庫」がある。これはタツノオトシゴのような形をした細長い部分なのだが、大脳に虚血が起きたとき、最初にやられるのは、この海馬だといわれる。

私見によれば、海馬は情報の受付である。記憶する価値ありと判断した情報をいったん記

記憶をつかさどる海馬

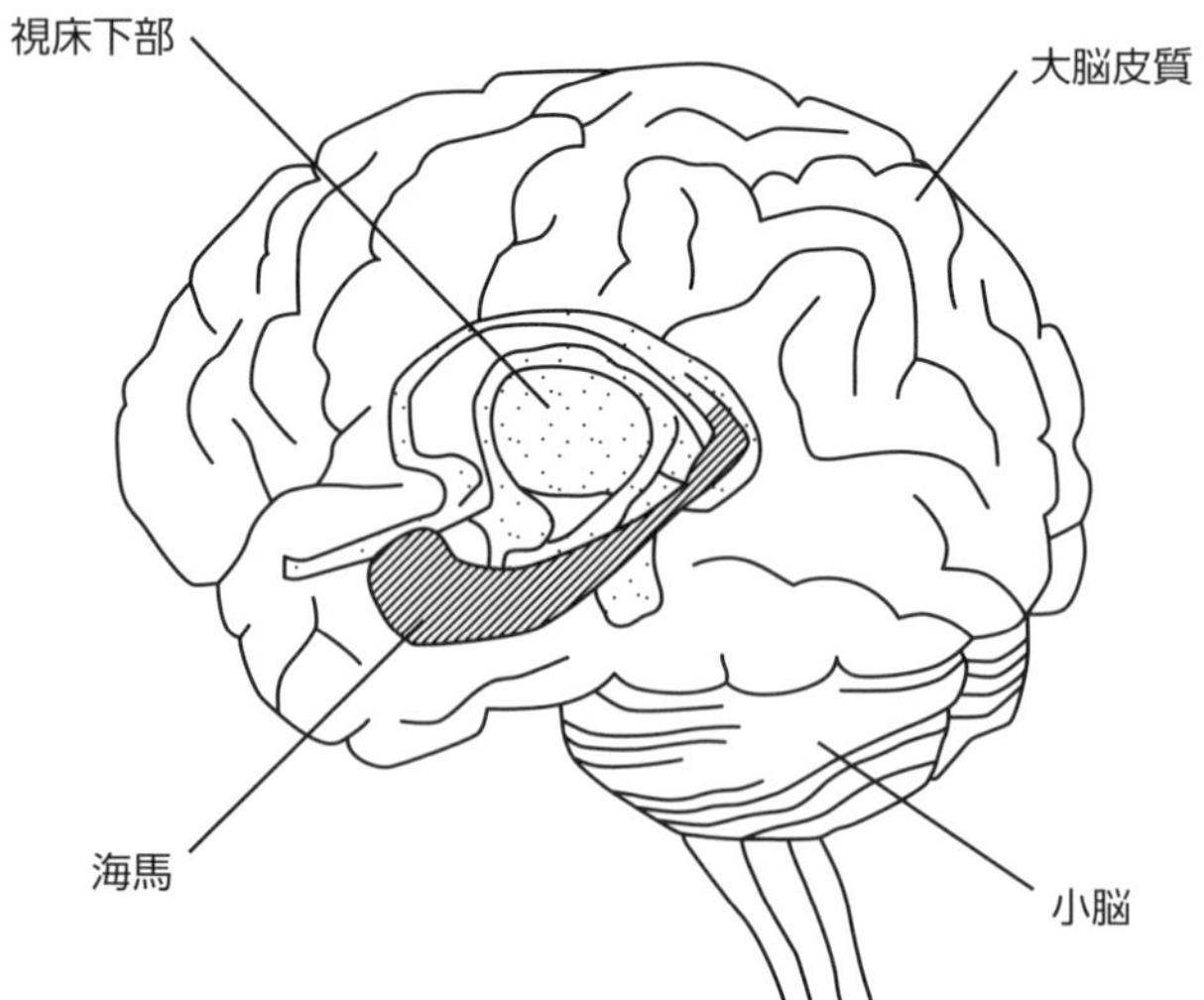

憶することを任務としている。最終的にその情報に価値があるとなったら、それを脳の然るべき部位に送りこんで、そこで半永久的に刻印する。その情報の分類が海馬の役割だ、と私は仮定している。

研究者によれば海馬のニューロンの数は20万程度である。だから、ここで全情報の記憶ができるはずはない。

ここから先は仮説の展開になるのだが、まず先に脳細胞が信号伝達にNOを使うとした理由を次のように説明したい。

情報はＤＮＡに刻印されて核の中におさめられている。核には核孔という名の孔がいくつもあるので、いろいろな物質の分子はその孔を通って出入りすることができるようになっている。

記憶の再生プロセスを考えてみよう。目的の情報をもつＤＮＡからいかにして情報をとり出すのだろうか。

まず、あるニューロンに目星をつける。そのＤＮＡから情報を引き出すために、その指令を電気信号で出す。信号は核孔からＤＮＡまでいく手順を踏む必要はない。NOなので核孔などを通らず、じかに核膜を通過してＤＮＡに達し、記憶を呼び出す。

呼び出された情報はNOの信号となって、核膜をつらぬいて軸索に達する。さらに終末ボタンまで進み、最終的に神経伝達物質がシナプスの隙間へ放出されるのだ。

3　賢脳を保つ、中高年のための食事とは

“何か”を思い出そうとするときの、情報伝達システム

私たちは、何かを思い出そうとすると、電光石火のごとく瞬時にそれを実現する。この現象を可能にするのは膜を通過する電気の利用だけしか考えられない。人類が電気を発見し電話を発明するより何億年もの昔から、動物の脳は電気を利用して働いていたのである。

脳細胞内での電気信号の出発点は、その細胞から木の枝のように無数に出ている樹状突起のシナプス後膜である。そして、その上流にある脳細胞から出た何本かの軸索突起と終末ボタンのシナプス前膜との間にシナプスを形成する。

このとき上流の脳細胞がこの脳細胞の記憶している情報を利用する場合には、プラスの電気をつくると仮定する。プラスの電気はその脳細胞を興奮させる。そのとき上流の脳細胞は興奮性神経伝達物質を放出する。もしその情報を否定するときには、上流から抑制性神経伝達物質を、その脳細胞の樹状突起に向けて放出する必要がある。

問題の脳細胞が受けとった興奮性伝達物質がプラス10、抑制性伝達物質がマイナス9であったとしよう。この差し引きはプラス1となるが、それではマイナスの値が大きいので興

奮は起きない。もしマイナスが2ならば興奮は起こるだろう。むろん、上流にある脳細胞が残らず興奮性伝達物質を送りつける場合もある。このとき興奮が起こるかどうかは、プラスマイナスの代数和の値で決まる。これを代数和の法則という。

シナプス後膜で発生したNOは、樹状突起を伝わって走り、核に入ってＤＮＡを興奮させて記憶を再生させる。これが電気信号となって軸索に入り、終末ボタンまで到達することが要求されているわけだ。

電気信号が軸索を伝わるとき、電気を担うものは、カリウムイオンに替わって軸索内部に入るナトリウムイオンである。１０６ページの図のように、玉送りゲームのごとくイオンは移動するのだ。『脳細胞は甦る』（クレスト社刊）に記したことだが、この玉送りゲームには回転するドラムが使われる、というのが私の考えだ。イオンを運ぶ回転ドラムは一列にびっしり並んでいる。これをナトリウム＝カリウムポンプと命名した。『脳がここまでわかってきた』（光文社刊）の著者、大木幸介・元信州大学教授も、私と同じ考え方をしている。

この回転ドラムはタンパク質でできている。1個のドラムは1個のタンパク分子で、タンパク質を構成するアミノ酸の種類が一つ足りないとか、そこに修飾アミノ酸（37ページ参照）が使われるとかの異常があれば、この回転ドラムがイオンの玉送りゲームをスムーズに行えない恐れが出てくる。

『脳細胞は甦る』では、軸索内のイオンポンプの形をドラムの形としたが、これは何もド

ナトリウム＝カリウムポンプを使ったメッセージ伝達

ニューロン内を情報が流れる場合、①まずポンプAのように、Na^+、K^+イオンがポンプに吸いつけられる。両イオンとも正イオンなので、ポンプ自体も正電荷を帯びる。②次にポンプが半回転し、イオンが放出されると（ポンプBの状態）、ポンプの電荷が負に戻るのである。

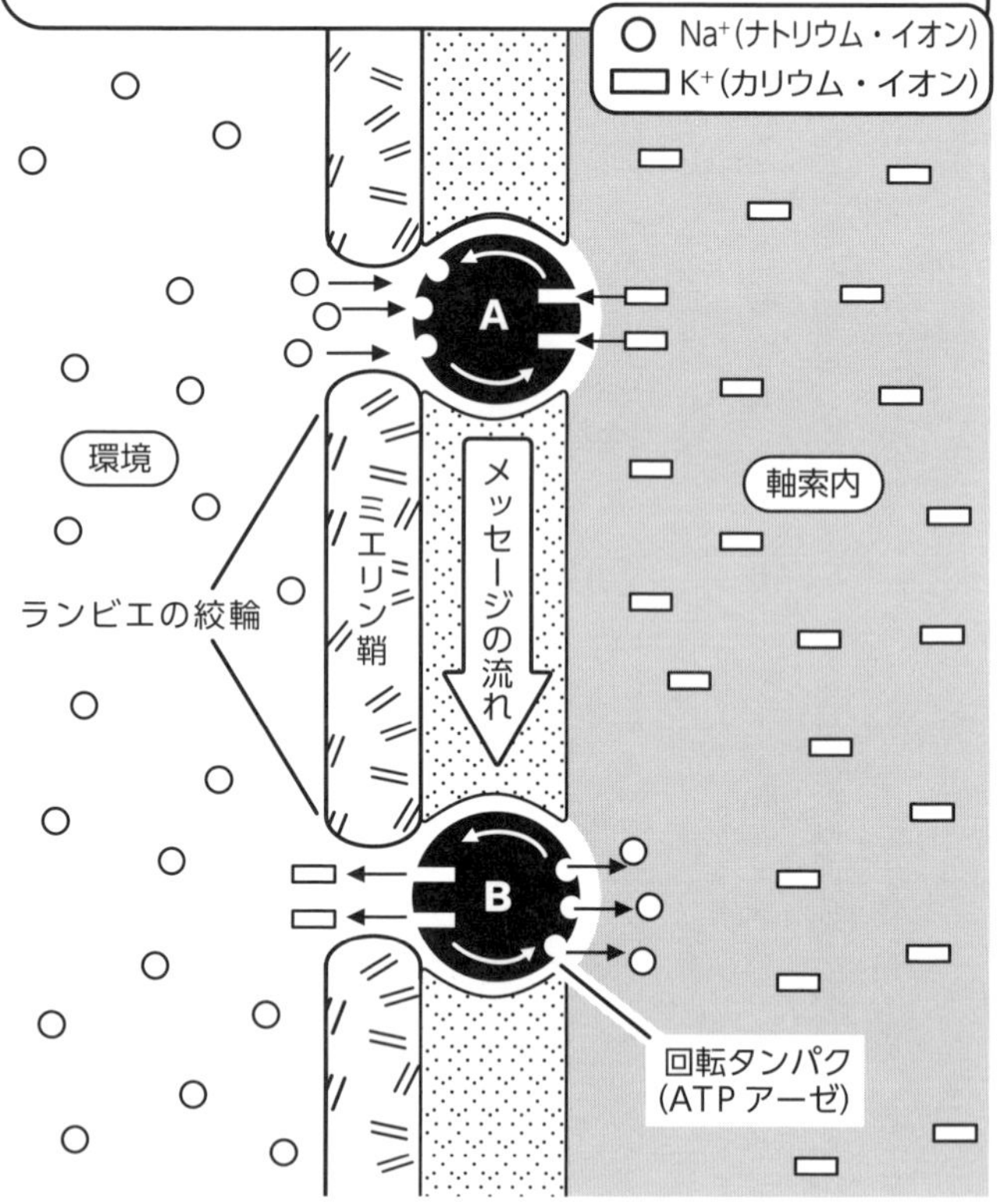

ラムでなくても、回転運動をする物体であれば構わない。

タンパク分子は円盤状より球の形のほうをとりやすいことを考えれば、ドラムではなく球と考えるほうが妥当かもしれない。もし球だとすれば、それはボールベアリングのボールを一列に並べたようなものだろう。

イオンポンプは大変な数だ。使わないものがあるとはいえ、脳細胞の数は1千億もある。ポンプを作動させるエネルギーはどう供給されているのか。

脳は全身が消費する酸素の5分の1の量を消費している。そしてイオンの輸送、つまり私のいうドラムか球を運転するのにその半量が消費されると考える研究者もいるのである。

脳は筋肉と異なりエネルギーのすべてをミトコンドリア、つまり有酸素過程でまかなっている。そこで、このエネルギー発生器官についての問題点をここにあげることとする。

脳の活力は〝母親〟で決まる

私たちの体の細胞の多くはミトコンドリアをもっているが、それは母親から譲り受けたものである。

精子も卵子もこのミトコンドリアをもっているが、卵子がその細胞内にこれをもつのに対し、精子はその鞭毛の付け根の外側をとり巻く形で所有している。受精に際して精子は卵子に突入するが、そのとき鞭毛は切り離される。そのために精子のミトコンドリアは卵子にもぐりこむことがほとんどない。

ミトコンドリアは、もともとは細菌のような微生物であったと考えられている。そのために宿主とは別にDNAをもっている。これをミトコンドリアDNAという。

ミトコンドリアが形成されるとき、その素材となるタンパク質の設計図はミトコンドリア遺伝子と宿主の遺伝子と両方が使われている。

ところで、宿主の遺伝子は核という名の倉庫におさまっているのに、ミトコンドリア遺伝子はミトコンドリアの中にあるとはいえ、核のような防護装置をもたずにむき出しである。実際、この点は大きな弱点となっている。

宇宙には宇宙線という名の出所不明の放射線があって、これが四方八方から間断なく私たちの体を貫通している。これがDNAに命中すれば、そこに変異が起こる。その危険の可能性は、ミトコンドリア遺伝子のほうが宿主の核内遺伝子よりもはるかに大きい。そしてまた、このような変異を修復する能力においても宿主の遺伝子は高いのに対し、ミトコンドリア遺伝子はゼロである。これはじつに重大な意味をもっている。生まれつき頭がいいか悪いかの問題も、このこととかかわりがないとはいえないからである。

女性の卵巣には一生の間に排出されるのに十分な数の卵子がおさめられており、どの卵子もミトコンドリアをもっている。そしてそのミトコンドリアDNAが、宇宙線の攻撃を受けることになる。

その被曝量は、その人が卵子を生産しはじめてからの時間の長さに比例する。ということは、年を重ねるにつれて宇宙線被曝量が増え、異常ミトコンドリアの数も多くなる。異常ミトコンドリアとは、遺伝子に変異が起きたためにエネルギー発生装置に異常が起きて出力の低下したミトコンドリアをさす。

いわゆる高齢出産の場合、赤ん坊が異常ミトコンドリアを抱かされる危険性が大きいということも、これでわかるだろう。

宇宙線の被曝も異常ミトコンドリアの発生も、私たちの五感の届かないところで起きる現象だから始末が悪い。

宇宙線は地表を遠く離れるほど強くなるから、航空機の乗員は条件が悪い。将来は、スチュワーデスの制服に鉛の板を仕込むようなことになるかもしれない。

これは推測だが、卵巣内の卵子のミトコンドリアＤＮＡにとって、宇宙線の被曝は偶然性の高いことだから、全部の卵子が一様に被曝するわけではない。ある卵子のＤＮＡが何回も被曝しているのに、別の卵子は一回も被曝していない場合もあるに違いない。

排卵の際に、正常なミトコンドリアをもつ卵子が優先すると考えることは、生体の合目的性からも不自然ではあるまい。

低出力のニューロンが、ある箇所に集中すると……

私たちの体の全細胞数は60兆といわれる。[*3]これは世界の人口の1万倍にあたる。わずか1個の受精卵が分裂に分裂を重ねここまで増殖するわけだ。

話をわかりやすくするために、受精卵のもつミトコンドリアを2個とし、そのうちの1個を正常、もう一つを異常と仮定しよう。

それが二つに分裂すれば、一方の細胞は正常ミトコンドリアを、他方の細胞は低出力の異常ミトコンドリアを与えられる。それぞれのミトコンドリアは分裂して2個になる。1個の細胞は2個のミトコンドリアをもつことを前提としたからだ。

これだと、1回の分裂後の二つの細胞のうち、一方は正常な出力をもち、他方は低出力のものをもたされることになる。高出力の細胞の子孫は全部高出力、低出力の細胞の子孫は全部低出力ということになるだろう。その結果、筋肉は高出力、脳は低出力と、部位によって出力が異なるというケースもありうるわけだ。

しかし、このような事態が現実に存在するかというと、それは考えにくい。というのは、1個の細胞がたった2個のミトコンドリアしかもたないというような極端な例は見られないからである。実際、ミトコンドリアの数はその数百倍も存在する。その半分が正常で半分が異常だったとしても、1回の分裂によって一方の細胞が正常なものばかり、他方の細胞が異常なものばかりというような状態は、確率論からいえば可能性はきわめて低く、実際上はこれをゼロと考えて構わない。

細胞１個あたりのミトコンドリアの数が１千個あって、その中に数十個の低出力のものがまじっていたとしても、第１回の卵割で生まれる二つの細胞に対して低出力のものが平等に分配されることはまずない。ある器官に低出力ミトコンドリアの数が多く、ある別の器官に高出力ミトコンドリアの数が多い、という状態はやはりありうる。

この傾向が強い人は、低出力の器官が問題を起こす場合がある。それをミトコンドリア病という。

話を単純にするためもあって、低出力ミトコンドリアが１種類しかないように論を進めてきたが、実際は何種類もある。故障を起こす場所はいくつもあるし、故障が二重になったり三重になったりする場合があるからだ。低出力といってもピンからキリまである。なかには出力ゼロだってある。そこまで考慮に入れると、低出力ミトコンドリア、低出力ニューロンの問題は一筋縄ではいかなくなるのだ。

＊３　２０１３年、Eva Bianconi らの論文により37兆個と発表された。

脳機能を維持するために、中年過ぎたら食べたい食品

知的障害や鈍い頭や痴呆など、ありがたくない状態には、異常ミトコンドリアの介在を疑ってみるのも必要かもしれない。

ミトコンドリアの異常が起こる部位はいくつもある。もっとも異常の起きやすい部位に対する対策はユビキノンの投与が最適である。だが、それで異常が正常化するわけではない。ユビキノンが血中にある間は、エネルギー効率が高くなるだけの話である。

これと同じ効果を期待できる物質としては、ユビキノンのほかに、ビタミンK、ビタミンC、コハク酸がある。ビタミンKの給源は納豆、チーズ、ダイコンの葉、カブの葉などである。コハク酸は貝類だ。ユビキノンは自分の体内でつくれる物質だが、抗コレステロール剤を服用している人は、それができない。かつては要指示薬であり、医師の処方がなければ購入できなかったが、現在はその規制がはずされている。

人間の体内にある細胞のうち、異常ミトコンドリアを一つももたないものがあるとは考えられない。また宇宙線の被曝を考えれば、低出力ミトコンドリアの数は加齢とともに増えるはずだ。いずれにせよ異常ミトコンドリアの存在の可能性を否定できないのなら、ユビキノンも、納豆も、チーズも、貝類もふだんから食べるように努めるのが賢いということにならざるを得ない。ひいてはこれらの食品が、中高年者の賢脳食ということにもなるだろう。

4　脳細胞の常備薬〝スカベンジャー〟を多く含む食品

炎症による過剰反応を抑制する〝スカベンジャー効果〟

１９９６年4月、私は浜松市内で車の追突事故にあった。私の乗っていたタクシーが前方を走るライトバンにぶつかったのである。

その瞬間、私は横を向いて同行の半田節子氏（三石理論研究所所長）との打ち合わせ話に気をとられていたので、防御の姿勢をとれなかった。彼女も同様だ。

車は、突然の大音響とともに停止した。私は組んでいた脚の両脛を助手席の背もたれに、鼻を助手席の枕にぶつけた。半田氏は両方の脛と腕とを運転席の背もたれにぶつけた。

私も半田氏も、追突の衝撃で経験したのは瞬間的な痛みだけだった。とくに負傷した箇所はないと安堵し、その日のスケジュールを予定通りこなすと、夕食後にホテルに帰った。

そこで娘が私の足のことを気にして見せろという。左足のズボンをまくり上げたら切り傷があって出血していた。そこで傷の手当てをして包帯を巻くことになった。

それから2カ月ほどして風呂に入ったとき、何の気なしに右の膝に手をやってみたら、そこに大きなかさぶたがあった。そこではじめて、右足も負傷していたとわかった。

それから4カ月たっても、両脛に黒く変色した部位が残った。

ここで私がいいたいのは、スカベンジャーの効能についてだ。普通ならこのような負傷があれば、その箇所がズキズキ痛むだろうから、どうなっているかを早速調べてみたに違いない。そのときは炎症が起きているはずだ。炎症というものは、本来はそこに生じた異常を回復するための合目的な対応である。ところが、そこに活性酸素が大量に発生して周囲の組織に傷害を与えるものだから、一時的とはいえ症状は悪化する。痛みも続くわけだ。

そこにスカベンジャーを与えれば過剰反応が抑制される。これはそのみごとな症例といってよいだろう。

その日の朝、つまり東京を離れる日の朝、私も半田氏もスカベンジャーをとっていた。これは何も旅立ちのための特別な準備ではない。毎朝の習慣なのだ。そしてその効果が午後まで保たれたということである。これで私は、生体の合目的性の舵とりをしたと考えるわけだ。

この件にはまだ後日談がある。私は行きつけの歯科の院長にこの話をした。すると、この先生の反応は素早かった。抜歯やインプラントの手術をすると、あとでひどい炎症が起きて患者さんを苦しめることがある。これをどうにかするために、スカベンジャーを活用したいといい出した。先生は私のスカベンジャー愛用者だったのである。その試みは大成功だった。

ニューロンは常にスカベンジャーを頼りにしている

脳が酸素の大量消費者であることはすでに述べた。これは活性酸素の発生源であることを意味している。

生体の合目的性からミトコンドリアにはスカベンジャーが用意されている。そこで発生する活性酸素は、スーパーオキサイドという名前のものだ。そして用意されたスカベンジャーはスーパーオキサイド除去酵素といわれ、ＳＯＤと略称されている。

ＳＯＤはスーパーオキサイドを除去するといってもゼロにするわけではなく、弱い別の活性酸素である過酸化水素に変えるだけのことだ。

過酸化水素にも、むろんスカベンジャーが用意されている。それは自前の酵素カタラーゼとペルオキシダーゼだ。さらにミネラルのセレンがあれば、グルタチオンペルオキシダーゼという酵素がつくられる。

セレンはネギの仲間にもゴマにも含まれているが、それらの作物の畑に酸性雨が降ると、セレンは逃げ出してしまう。

カタラーゼやグルタチオンペルオキシダーゼの迎撃をかわした過酸化水素は、全身どこへでも行くことができる。そのなかには最強の活性酸素として有名なヒドロキシルラジカルに変身するものもあるのだ。

ヒドロキシルラジカルは、タンパク質でもDNAでもあらゆる分子に傷害を与える。ニューロンも殺してしまう。いわば、この活性酸素は体内のギャングなのである。

パーキンソン病という脳の病気があるが、その症状の特徴は仮面顔貌である。お面のように表情のない顔ということだ。ほかにも手が震える、足取りが怪しい、歩いているところを後ろからおされると足が止まらなくなるなどの症状が見られる。

この病気は、黒質と呼ばれる脳の一部の細胞の半数が死んだことからくるといわれるが、その死因には活性酸素が深く関与していると考えられている。

ニューロンの心臓であるイオンポンプは、エネルギーを大量に食うので活性酸素の発生量も多い。したがって、ここは故障の多発部位である。

このように考えてくると、ニューロンは常時スカベンジャーを頼りにしている細胞であることがわかる。ということは、スカベンジャー抜きには賢脳食を語れないということになる。

打撲や捻挫を経験するとスカベンジャーの効果はよくわかるが、脳の中の傷害となると、まったく密室の出来事だ。CTスキャンでもPET（ポジトロン放射画像装置）でもとらえようがない。結局、それは永久に論理でしかとらえられないであろう。

活性酸素の活動状況は診察の対象にはなり得ない。スカベンジャーの活動状況についても然りである。

植物（野菜）は、スカベンジャーの宝庫

活性酸素と呼ばれるものは現実には多種多様である。しかもそれが発生する環境もいろいろだ。水中の場合もあり、脂質の中の場合もあり、乳化液の中の場合もある。

このような複雑な条件を考慮すると、単一のスカベンジャーに万全の期待をかけるわけにいかなくなる。

植物というジャンルの生物は、いわゆる下草を別にして日光の照射を避けることができない。その日光には短波長の紫外線が含まれている。その照射を受ければ植物体内に活性酸素が必然的に発生するから、対策なしには生命が絶たれてしまうわけだ。

そこで植物体は必ずスカベンジャーを用意することになる。それも多様な条件を満たすために多種類のスカベンジャーをとりそろえている。

野菜にはビタミンCが豊富だといわれているが、それもスカベンジャーとしての役割を帯びている。ビタミンEについても同様なことがいえる。お茶や赤ワインに含まれるカテキンも、ニンジンやカボチャに含まれるベータカロチンもそうだ。

植物の葉には色素がいろいろあるが、主要なものはフラボノイドと呼ばれる一群の色素である。この種類は多く、化学構造の知られているものだけでも３千種といわれる。これは黄色系統の色素で、その多くはスカベンジャーなのだ。

それなら野菜を食べればいろいろなスカベンジャーがとれるかというとそうではない。フラボノイドの分子はとくに大きいものではないが、より合って固まったり、タンパク質と結合したりして、結局は大きなものになっている。

口から入った食物の中には、消化の作業によって微粒子にならなければ腸管から吸収されないものがあるが、フラボノイドの多くはそれである。

分子の大きさは分子量で表されるが、これは水素原子の質量を単位としている。分子量が5千といえば水素原子5千個分の質量になるが、これより大きいものは腸管から吸収できない。特別な処理、つまり分子量を小さくする処理（低分子化）をしない葉っぱのフラボノイドは、そのまま腸管を通過してトイレへ直行してしまうのだ。

植物体のフラボノイドの多くは、低分子化しない限り、スカベンジャーとして私たちが利用することを拒否する。私の使っているスカベンジャーは、低分子化したフラボノイドを主成分とし、さらに有効物質を加えたものだ。

ぬるま湯でお茶を飲むのが、なぜいいのか

分子量の問題について興味をそそられるのはお茶のカテキンだ。これはタンニンの一種であって、もともと分子量は小さい。

ところが温度が高いと、カテキン分子は重合して大きくなる性質をもっている。お茶を熱湯で入れるとカテキン分子の分子量は5千を超えてしまう。こうなってはせっかくのスカベンジャーが腸管を通過できなくなる。

昔から茶道ではぬるま湯を使っているが、これはまことに理にかなった習慣といわざるを得ない。

お茶の最高級のものは玉露である。玉露の葉を育てる場合、その木にシートをかぶせて消毒すること14回だそうだ。そのために玉露には大量の農薬が付着している。消毒をこの半分の7回ですませたものは無農薬と称しているそうだ。油断大敵ということか。

農薬とか医薬とか食品添加物とかいう生体にとっての純然たる異物は、肝臓で薬物代謝と呼ばれる化学反応によって処理される。この作用を解毒ということもあるが、この反応生成物が無毒とは限らない。かえって毒性が高くなることも少なくないのだ。しかも反応生成物の毒性は活性酸素によることが多いのである。

そうだとすれば、玉露の農薬の毒性と玉露のカテキンのスカベンジャー作用とが相殺して毒性が残ることになるかもしれない。

一般に、スカベンジャーの分子数は活性酸素の分子数より多くなくてはならない。例外はカタラーゼだ。これの1分子は過酸化水素の大群を除去することができるのである。

〝マグロの目玉を食べると頭がよくなる〟は本当か

最近、魚屋の店頭にマグロの頭をよく見かけるようになった。その目玉を食べると頭がよくなるという説があるらしい。

魚の目玉にも人間の目玉にも、光のセンサーとなる視細胞という細胞がある。ここにはドコサヘキサエン酸という名の脂肪酸がある。いわゆるＤＨＡだ。

シナプスには前膜と後膜とがあるが、ＤＨＡはそのどちらにも含まれている。そのためかどうだかわからないが、ＤＨＡが十分にないと脳は大きくならないと唱える学者もいる。それが母乳に含まれているという事実が、それを裏書きしているのかもしれない。昨今はＤＨＡ添加の粉乳も登場している。

ＤＨＡは非常に酸化しやすい不飽和脂肪酸だから古くなっては困る。青魚の肉にもこれが含まれていることからも、新鮮なものでないと困る。

しかし、賢脳食にイワシやサンマ・カツオなども入るなら、安上がりですむ。

ミネラルを豊富に含むこの食品が、活性酸素を除去する

ここで生体の活性酸素対策を整理してみよう。

酸素を利用する生物には、その活性が及ぼす毒性に対する備えが用意されている。それが前述（１１５ページ）のＳＯＤ・カタラーゼなどの活性酸素除去酵素群だ。

活性酸素スーパーオキサイドを除去する役を担う酵素ＳＯＤを、ヒトは2種類もっている。ヒトのＳＯＤには、銅と亜鉛を抱えこんだタイプと、マンガンをもつタイプの2種がある。細胞のエネルギー工場ミトコンドリアに常備されるのはマンガンＳＯＤであり、細胞内の全体には銅・亜鉛ＳＯＤが待ち構えている。

カタラーゼは鉄をもつ酵素であり、グルタチオンペルオキシダーゼはセレンがないと働けない。銅・亜鉛・マンガン・鉄・セレンといったミネラルを利用して生体は活性酸素の処理をするのだ。

銅の含有量が多い食品を並べると、カキ（貝）、ゴマ、大豆、ソラマメ、アズキ、浅草のり、凍どうふ、マッシュルーム、ミカン、チョコレート、オートミールなどである。

亜鉛は、断然カズノコに多い。ついでカキ（貝）、タラコ、ユバ、凍どうふ、アズキ、浅草のり、パセリ、クルミなど。

マンガンは、動物性食品には少なく、茶に多い。茶は銅・亜鉛そしてセレンの給源にもなっている。マンガンは肉やマメ類からも供給される。

鉄は、ホウレンソウやゴマやプルーンなどの植物性食品や、卵やハマグリ・アサリ・アミなどの動物性食品から摂取できるが、植物性食品中の鉄（無機鉄）より動物性食品の鉄（ヘ

活性酸素を除去する食品

	食　品　名
ビタミンC（水溶性）	レモン、イチゴ、ミカン、カキ、パセリ、トマト、ブロッコリー、ピーマン、サツマイモ、番茶
ビタミンE（脂溶性）	アーモンド、コムギ胚芽、大豆、落花生、ウナギ、シジミ、カツオ、アユ
カロチノイド（脂溶性）	緑黄色野菜（ニンジン、カボチャ、トマトなど）、柑橘類、菊の花、赤身の魚、海藻、卵黄、魚卵（タラコ、スジコ、ウニなど）
ポリフェノール（脂溶性）	ゴマ、緑茶、赤ワイン、コーヒー、ショウガ、香辛料（グローブ、ナツメグなど）

ム鉄）のほうが吸収がよい。

セレンの給源としては、ゴマ、ネギ、マッシュルーム、マグロなどがある。

生体には酵素ではないが、活性酸素スカベンジャーの資格をもつタンパク質が存在する。それは金属結合タンパクと呼ばれるものだ。タンパク質の重要性がここにも表れている。

これらのタンパク質は、合目的的につくられるスカベンジャーだが、生体の営みの中で生じる不用物にもスカベンジャーとして役立っているものがあることがわかった。それは尿酸とビリルビンである。尿酸は遺伝子ＤＮＡの構成成分が分解して生じ、ビリルビンは赤血球の処理産物だ。両者ともにやがて体外へ捨てられるのだが、血中にあるときにはスカベンジャーになっている。

体内製造で間に合わない分は、この食品からとる

ここまでにあげたスカベンジャーは、意識的に増やすというわけにはいかない。酵素の働きには遺伝子により決まる個体差があるうえ、加齢とともにその生産能率は低下し、条件が悪くなっていく。それを補うのが食品から摂取できるスカベンジャーである。

食品中には多様なスカベンジャーがある。ビタミンの中にも、スカベンジャー効果をもつものがあり、ビタミンＣ・ＥのほかにビタミンＡやビタミンB_2もそうだ。

食品中のスカベンジャーは次のようになる。

カロチノイド

自然界には600種を超えるカロチノイドが存在する。カロチノイドの代表格がニンジンやカボチャの色のもとになっているベータカロチンであることからわかるように、カロチンと共通の構造をもつ一群の色素である。

トマト、スイカの赤い色のもとになっているリコペン、緑葉や卵黄に多いルテイン、海藻のキサンチン、カニ、エビ、サケなどのキサンチンを含むキサントフィル類などがカロチノイドに属している。

カロチノイドはビタミンEやビリルビンとともに脂溶性のスカベンジャーであり、体内においても脂質の中で機能を発揮する。

コマツナやホウレンソウなどをまとめて緑黄色野菜というが、その名称は可食部分の100グラムあたり0・6ミリグラム以上のカロチンを含む野菜に与えられている。

青ジソ、パセリ、シュンギク、ニラ、菜の花、ダイコン、カブの葉、クレソン、アサツキ、チンゲンサイ、キョウナ、ワケギ、サヤインゲンなど、その種類は多い。

ピーマン、トウガラシのカプサイシンもカロチノイドだ。

脂溶性であるカロチノイドは、油とともに摂取すると吸収がよい。また加熱によって失われることがないので、生でなく油で調理すると有利ということになる。

カロチノイドの一日摂取量の目安は、15ミリグラムから50ミリグラムといわれている。ビタミンとは異なり不可欠とはいえないが、幅広くいろいろな食品から摂取するのが賢明だろう。

フラボノイド

ビタミンCや尿酸と同じく、水の中で働く水溶性スカベンジャーとして屈指の食品成分がフラボノイドである。

フラボノイドも植物色素のグループを総称するもので、その中に茶葉のカテキンや、コーヒー豆のクロロゲン酸や米ぬかのオリザノールなどのコーヒー酸誘導体がある。

カテキンは、茶の渋味のもとになる成分で、緑茶には10～20％あり、湯の中に浸出する。ウーロン茶や紅茶は製造過程で発酵させるため、カテキンが減少している。

ショウガ（ジンジャー）やグローブ、ナツメグ、セージ、タイム、ローズマリー、カレーに用いられるクルクミンなどの香辛料にもスカベンジャー成分がある。タマネギやブロッコリー、大豆などもスカベンジャー成分としてフラボノイドをもっている。

食品成分としてのスカベンジャーリストには、アミノ酸も入れなければならない。トリプトファン、ヒスチジン、チロジンなどのアミノ酸がスカベンジャーとなる。

ポリフェノール

ゴマ油がベニバナ油やコーン油などのほかの植物油脂に比べて酸化されにくいことは、経験的に知られていたが、現在ではそれがセサミノールと呼ばれるポリフェノールが原因であることが明らかにされた。

セサミノールは、ゴマ油を精製する工程で温度を加えることによって生じる成分で、これがすぐれたスカベンジャーなのだ。

フランスは、ほかの欧米諸国に比べて脂肪の摂取量が多いにもかかわらず、虚血性心疾患による死亡率が低い。この現象は「フレンチパラドックス」と呼ばれているが、赤ワインにその秘密があるというのが通説である。

赤ワインは、ブドウを果皮や種子ごと発酵させるので、ポリフェノールの含有量が多い。ブドウポリフェノールにはタンニンやケルセチンなど多種のポリフェノールがある。これらが赤ワインの味や色のもとである。

赤ワインは赤色が濃いものほどスカベンジャー効果が大きい。これによって血中脂質を活性酸素から保護するので、虚血性心疾患が起こりにくくなるのである。

当然ながら、ロゼワインや白ワインではスカベンジャー効果は低い。白ワインのポリフェノール含有量は赤ワインに比較すると10分の1ほどとされている。

なお、最近ブドウジュースにも、スカベンジャーとしての資格があると報告された。

グルタチオン

先に含硫アミノ酸の効用を記した（38ページ参照）が、スカベンジャー物質グルタチオンの構成成分として重要である。

グルタチオンは、スカベンジャー酵素グルタチオンペルオキシダーゼが作用するとき、パートナーを務める。そのため生体内で合成されるが、食品からも摂取され、それ自身がスカベンジャーとして働く。

胃や腸管の粘膜内にグルタチオン含有量が少ないとき、ガン化しやすいといわれている。また医療上、抗ガン剤や放射線照射のリスクを回避すべく投与される。

グルタチオンは含硫アミノ酸システインを中にはさんで、グルタミン酸とグリシンというアミノ酸が結合している。豚肉やジャガイモ、ブロッコリー、ホウレンソウ、オレンジ、トマトなど、いろいろな食品から摂取できる。

第4章　脳のしくみに合った、頭のいい人のやり方

1　DNA記憶説——もっとも効率のいい方法とは

タンパク質の設計と記憶装置——脳のDNAが担う二つの役割

「頭の回転」という言葉は、日常会話の中でもよく使われるが、では頭に回転運動をするような部分が存在するのだろうか。私はそれがあると考えている。ここでは記憶のメカニズムの一環として、それを再登場させてみたい。

「記憶」という操作がどこでどのように行われているかは、まったく未解決の大問題である。

これについて、私は一つの仮説をもっている。『脳細胞は甦る』に詳述したが「DNA記憶説」という。DNAが記憶の担い手であるという説だ。私の知る限りDNAを記憶の担い手とするアイディアをもつ専門学者はいない。

この考え方では、DNAはタンパク質の設計図であると同時に、記憶装置だということになる。ただし、DNAがこのように二重の役割を負わされるのは脳細胞に限られる。

ところでDNAの正体とは何か。DNAは紐のような物体だから、それをいじれば文字の形にもなるし、図形もできる。だが、そうした方法で記憶を行うわけではない。DNAを暗号に使うのだ。DNAをタンパク質の設計図として使うときと同じように、である。

コンピューターにはさまざまな用途があるが、すべてが暗号で行われる。1と0という二つの記号を組み合わせて暗号にし、どんなメッセージでも表してしまう。DNA記憶説も、それと同じメカニズムだ。つまり、何であれ0と1とで表現する二進法なのだ。

コンピューターに二進法が利用される理由はこうである。コンピューターでは電気回路を利用する。そこではスイッチをオンにしたりオフにしたりの組み合わせで暗号をつくることができる。オンを1、オフを0と決めることにすれば話は簡単だ。

たとえば指を1本立てたら1、2本の指で丸をつくれば0と決めれば、指で信号を送ることができるだろう。このとき、0はA、1はB、10はC、11はDといった暗号をとり決めておけば、通信ができるわけだ。これが二進法による通信である。

ところでDNAにおいて、暗号に使われる記号はACGTの四つである。これを三つ並べたものがアミノ酸の暗号になるのだ。AAAはリジン、ATGはメチオニンという具合である。DNAをタンパク質の設計図として使う場合には、端から順に読んでいくのではない。途中から読みはじめて途中でやめるようになっている。

DNA記憶説では、常に端から読みはじめるか、それとも1字ずつずらして読みはじめるか、確たる論をもたない。

今のところ、ACGTのうちのCとTを0、AとGを1にする仮説を立てている。CとT

とはピリミジンという物質の仲間であり、AとGとはプリンという仲間であるから、プリンを1、ピリミジンを0と分類してみたわけだ。

そうすると、DNAの文字を左の端から読んだときATTGCGA……とあれば、これは1001011……となる。オンオフフオフオンオンオフオンオンというわけだ。

情報の伝達路〝微小管〟の寿命は2週間

先ほど、指を1本立てる形と2本の指で丸をつくる形と2種類の記号の組み合わせでメッセージが伝達できると述べた。このときそれぞれの記号が何を表すかは、自由である。記号のとり決めが人によって違うということだ。それどころか、脳の領域によっても異なる。すると、他人との暗号交信は不可能なわけだ。

これまで白紙だったニューロンが記憶の担い手になったら、記憶の再生のために神経伝達物質を用意しなければならない。どのような方法で供給するにしろ、終末ボタンの小胞に送らなければならないわけだ。このとき、神経伝達物質の輸送には微小管または神経細管と呼ばれる細いパイプが使われる。

ニューロンの核のある部分を細胞体というが、微小管はその細胞体から軸索突起の末端まで伸びている。これはニューロンの生命を握るパイプラインである。

ここで微小管について説明を加えておきたい。

微小管は多数の球状タンパクでできている。トウモロコシの粒をそっくりそのままにして中心の軸を抜き去ったような構造をしている。軸を抜いたあとの穴は輸送路になっている。

微小管は、細胞体から終末ボタンへの物流に使われるものと、終末ボタンから細胞体への物流に使われるものとの２本がある。

パイプラインであるからには、切れても困るし、詰まっても困るし、くびれても困る。ところが、60歳以上の人のニューロンでは、ほとんどすべての場合、微小管のくびれが見られる。

私見だが、アルミニウムには微小管のくびれをつくる働きがあるのではないか。アルツハイマー病の患者にはこのくびれが見られるという。グアム島にはアルツハイマー病が多いが、患者の分布はボーキサイトの鉱山のある地域に局限されている。ボーキサイトとはアルミニウムの鉱石の名である。

アルミニウムは胃壁に対してやさしいため、胃薬に添加される。アスピリンにもこれを加えた製品がある。

アルミニウムは肝臓や腎臓の機能が正常ならば、摂取しても体内に残留せず排出される。腎機能不良の透析患者に透析痴呆が見られるのもこれで説明がつく。

微小管の半交代期は２週間とされる。２週間で構成部品の半数が新品と交代する。これは微小管がいたみやすいことを示している。

ニューロンのエネルギー源は〝ブドウ糖〟

再び、記憶の再生について考えてみたい。記憶の再生の過程では、記憶を刻印したニューロンの樹状突起にあるシナプスに興奮性神経伝達物質が送られる。すると、NOが樹状突起の本体を走って核内のＤＮＡを興奮させる。

記憶の内容を表現する信号を負ったNOが軸索に達すると、その信号電流に対応して軸索の回転ポンプが動き出す。

回転ポンプはイオンポンプであるから、軸索の中にはナトリウムイオンが移動している。このとき軸索内にあったカリウムイオンは環境に放出され、それと入れかわりにナトリウムイオンを環境から軸索にとりこまなければならない。つまり、カリウムを出し、ナトリウムを入れるというポンプが必要になる。この逆方向の輸送を行うポンプは円盤でも球でもいいが、回転式でなければならない、というのが私の考え方だ。

一つひとつのイオンポンプはケースに入っており、ケースはつながって一体となっている。この無数ともいうべき多数のイオンポンプの稼動には、莫大なエネルギーがいることもすでに述べた。

このイオンポンプやケースのタンパク質の設計図は当然DNAに存在するが、もしアミノ酸に不足が生じたり修飾アミノ酸の使用を余儀なくされるようなことがあれば、イオンポンプかケースかのどちらか、あるいは両者の形にひずみが生じる。それは回転をぎごちなくし、ひどい場合には回転を不可能にする。このことはおそらくエネルギー消費を増大させるだろう。

いずれにしてもこのイオン輸送装置は、ニューロンの泣き所となっている。もしこれがストップすれば、記憶の再生もできなくなるわけだ。そして「物忘れ」という症状の原因の一つになる。この装置が動いたり止まったりという状態は、いわゆる初期の痴呆の症状だ。

軸索内イオン輸送システムが正常に働くか働かないかは、脳の機能を左右することになる。これが常にスムーズに回転すれば、頭の回転がいいといわれるだろう。反対にその回転が怪しければ、頭の回転が鈍いといわれるだろう。

こう考えると、頭の回転とはイオンポンプの回転を意味するといってもいいのではあるまいか。

いずれにしてもこのイオン輸送システムは、ニューロンのアキレス腱である。これほど故障しやすい器官はほかの細胞にはあり得ない。故障すれば、そのニューロンは一巻の終わりとなる。

第3章で詳しく記したが、ニューロンの死因には、活性酸素と虚血と低血糖との三つがある。ニューロンのエネルギー源はブドウ糖以外にないのだから、低血糖は虚血と同じ結果をもたらすと考えられる。

脳が行う〝省エネ記憶法〟

ところで私がはじめてDNA記憶説を発表したのは、『頭がよくなるビタミン革命』である。

その中で私は、年を重ねるほど記憶が困難になる、だからくだらないことを覚えるのは損だと書いた。

その根拠はこうだ。赤ん坊が何かを覚えようとするとき、まずそれを暗号化するが、その暗号化の際に要するビット数は最小限ですむ。ビットとは二進法でいえば1と0のことで桁数である。

最初の記憶はビット数1からはじまる。その次はビット数が2になり、3になる。あとになる記憶ほどビット数を増やさなければならないわけだ。むろん、それに応じてエネルギー消費も増える。ところが、年齢が上がるほど省エネ志向が高まっていき、記憶が億劫になる。

だが、今はその頃とは少し違う考え方をしている。人間の脳はビット数を増やさずに記憶する方法をとっているのではないか、という疑問につきまとわれているのだ。

ＤＮＡ記憶説では、海馬に情報の受付の機能を与えている。ここで分類上の符牒《ふちょう》をつけ、適当な時間をおいて記号脳に引き渡す。この符牒は電話で用いられる短縮番号のようなもの、と私は考えている。そのような方法でビット数の増大を防いでいる、というのが私の説である。

〝丸暗記〟は、なぜ応用がきかないか？

ＤＮＡ分子の端から端までを使うとすれば、ビット数は30億もある。そう考えればビット数に不足はないともいえる。

記号脳における記憶は1ニューロン1単語が望ましい、というのが私の主張だ。一つの命題を一つのニューロンに記憶させると、そこに用いられた単語が独立性を失いポテンシャルが下がる、と思うからだ。

戦前は教育勅語の丸暗記をする人がいた。この場合、その記憶作業は1個のニューロンで行うと考えられる。この場合、単語の意味はほとんど無視されている。

記憶の過程では必ずエネルギーを消費し、そしてビット数を食う。そしてあとにくる記憶を困難にする。くだらない記憶も脳の負担にならないとはいえないだろう。

脳の細胞はほかの部分の細胞に比べてはるかに高度な機能をもっている。高級な機械はとり扱いがむずかしくていたみやすいが、脳という器官もそれと同様である。いうまでもなく、脳細胞の最大の役割は記憶だ。くだらないことを覚えるなという戒めは、脳を粗末にするな、ということにほかならない。

ニューロンは皮膚などの細胞と異なり、分裂して増えたり再生したりしない。しかも30歳を過ぎる頃から、しなびて働けなくなる細胞が続出する。

最高の器官である脳を粗末にすれば、必ずそのツケが回ってくるだろう。それは中年になってからの頭の鈍化であったり、老年になってからの痴呆であったりする。

2　脳の〝賢さ〟を生み出すために

ヒトは一生に、全ニューロンの10万分の1しか使わない

脳のニューロンの数が1千億もあるという事実は大きな問題だ。人間が記憶する事項の数はせいぜい100万だろう。一つのニューロンが一つの事項の記憶を担当するとすれば、ニューロンの数は100万で足りる。それは1千億の10万分の1だ。ということは、999億9千900万個のニューロンが予備軍に回っているということだ。

脳のニューロンの中には、低出力のミトコンドリアを抱えこんだものがありうることはすでに述べた。そして、低出力のミトコンドリアの数の多いものは使用されないだろうとも述べた。

これは生体の合目的性を考慮しての意見だ。先にも記したように、脳のニューロンの全部が低出力ミトコンドリアをもつ確率はゼロとはいえない。また、1千億のうちのたった110万が正常である確率は1としていいだろう。

そう考えると、世界中の人のすべての頭がいい、ということになる。先天的に頭の悪い人はいないということだ。むろん、脳の完全な働きを期待するためには栄養条件を整える必要

はある。過酸化脂質の蓄積を防ぎ、シナプスや樹状突起の消失をくいとめるための食事が「賢脳食」の名に値する。そして、これは「健体」のための食事と何ら変わるところはないのだ。

アインシュタインの脳と普通の人の脳を分けた「グリア細胞の数」

著名人の脳を標本として保存する習慣は、どこの国にもあることなのだろう。代表的なものに日本の夏目漱石の脳、アメリカのアインシュタインの脳がある。

カリフォルニア大学のダイヤモンド教授は、アインシュタインの脳を分析したが、そこでわかった事実は、グリア細胞の数が平均値より73％も多いことである。決定的な違いはニューロンの数ではなくグリア細胞だったのである。では、グリア細胞とは一体何なのだろうか。

ニューロンはことのほか弱くていたみやすい。これはほかの細胞にない性質だ。そういうことであれば特別に保護されなければならない。それが生体の合目的性といえる。

グリア細胞はニューロンの保護や、世話を担当する特別な細胞である。神経細胞に栄養物を供給したり、毒物を排除したり、不要物を始末したり、傷を治したり、といった具合である。

グリア細胞には三つの種類がある。オリゴデンドログリア・アストログリア・ミクログリアだ。これらは、その大きさも役割もそれぞれ違う。

３種のグリア細胞のうち、もっとも大きいものはオリゴデンドログリアである。オリゴは少数の意味、デンドロは「突起」の意味である。したがってこれは少数突起グリアということだ。少数といっても40前後の突起があるから、樹状突起の数万という数に比べて少数という意味であろう。

ニューロンには長く伸びた部分がある。軸索だ。軸索の内部には例の一連のイオンポンプがある。その保護を引き受けているのがオリゴデンドログリアだ。いわばニューロンの心臓部の守りについている。グリアとは「ニカワ」の意味だ。合成接着剤が発明されるより前には、皮革製品や木製品の接着にはもっぱらニカワが使われていた。

オリゴデンドログリアは、饅頭をつぶして薄く平らに伸ばし、舟の帆のような正確な長方形にしたものをそれぞれの突起の先につけている。それが40枚もあるのだから、帆の重さは細胞本体の重さの何倍もある。薄い板のように見えるが、中にはアンコよろしく細胞質が入っているのだ。

オリゴデンドログリアの帆は、近くのニューロンの軸索にニカワのようにしっかりとくっついて幾重にも巻きつく。帆の物質としての正体は細胞膜だから、リン脂質である。ということはレシチンに着目すればいいわけだが、量的にはコレステロールが主になっている。

子どもにとっての賢脳食とは？

軸索には手の込んだ被覆があるが、これに対してはミエリンという名前が与えられている。それは鞘を意味する言葉だ。ミエリンをつくる作業には長い時間が必要だが、6、7歳までにおよその恰好がつく。そして10歳で90％の完成、１００％の完成は16、7歳頃とされている。

ここで幼児の賢脳食を問題にしたい。それはミエリンの材料、レシチン供給に手抜かりは禁物ということだ。その給源としては卵黄や大豆（おから）がある。

生体を構成する材料が、代謝回転という名の現象によって絶えず新旧交代を行っていることを知らずにいる人はいないはずだ。これは同化異化の過程としてもとらえられる。代謝回転は生命の本質なのだ。

ここで私がいいたいのは、大人もミエリンの材料を口に入れずにいたら賢脳の保証はできない、ということだ。

髄膜炎という病気がある。これはいわばミエリンの炎症だ。ミエリンが完成しない時期にそれを患ったら、結局これは未完成のままになる。こうなったら「精神薄弱」ということだ。髄膜炎が判明したら、一刻も早くスカベンジャーをとることだ。手もとにないというのなら、ビタミンE、C、B_2を大量にとれば同じ効果が得られる。

アインシュタインの脳の秘密

ところで、オリゴデンドログリアは電気の不導体だから、ミエリンはケーブルの被覆同様に絶縁体である。これによって軸索を伝わる電気の漏電を防ぐだけでなく、電気信号の伝わる速度も速くしている。

ミエリンを見ると、オリゴデンドログリアの巻きついた部分にわずかな隙間があいている。この隙間は、発見者の名にちなんで「ランビエの絞輪」と呼ばれている。

脳の実体を描いた図（95ページ参照）を見ると、細い枝でできたジャングルの中に、幹のようなものがある。前者は樹状突起、後者は軸索である。詳しく調べてみると、この風景は固定した不変のものではないことがわかってくる。

この風景の原点は胎児期に遡る。すでに樹状突起も軸索突起も生まれているが、両者の間にシナプス（接合部）ができていない状態がある。やがて出生の瞬間が近づくと聴覚脳が発達して、母親の声や周辺の音が聞こえるようになる。その時点からシナプスの形成がはじまる。

脳の部分でいえば、運動神経をつかさどる小脳、内臓の働きをつかさどる脳幹がまず発達し、大脳皮質は後回しになる。これは、生きることを考えた理にかなった現象といえる。大脳皮質の中でも、まず感覚や運動にかかわるところが優先し、知的レベルの高い活動にかかわる領域は、ゆっくりと、しかし一生の間、発達するのだ。

では、発達するとはどういうことか。

終末ボタンが神経伝達物質を放出すると、それに呼応するように樹状突起が伸びていき、ついに終末ボタンに接近してそこにシナプス構造をつくる。終末ボタンは軸索突起の末端の装置だが、この軸索突起にはミエリンがあり、オリゴデンドログリアの腕がついている。その腕は絶えず振動して、樹状突起との接触を誘導するらしい。接触が実現すれば、樹状突起にはシナプス後膜ができ、終末ボタンにはシナプス前膜ができる。

この作業がうまくいかないニューロンは、死んで消えていく。低出力ミトコンドリアを多く抱えたニューロンは、この運命だ。淘汰されるニューロンは、くだけて粉末になり液に溶けてしまう。これをアポトーシス（枯死）という。

この軸索突起の運動や樹状突起の伸長は、加齢とともに衰えていくが、宿主が死ぬまで続くといわれる。生涯学習という言葉があるが、これが空念仏でないことが証明されるわけだ。軸索は、必要があれば発芽して新しい突起をつくることができる。そのためには、軸索の材料もミエリンの材料もいるから、それらも賢脳食のリストに入れなくてはならない。

なお、末梢神経の軸索にもミエリンは存在する。ただし、それはオリゴデンドログリアのつくったものではなく、シュワン細胞という名の細胞そのものである。そこで末梢神経のミエリンにはシュワン鞘という名前がついている。

シュワン鞘が傷害されると筋肉に麻痺が起こる。スモン病だ。

末梢神経は外傷で切れても、やがて延長してつながる。このときにはビタミンB_{12}が必要になる。

グリア細胞には、オリゴデンドログリアのほかにアストログリア・ミクログリアの2種がある。アインシュタインの脳に多いのはこちらのほうだろう。

改めていうまでもないが、全身の細胞は必要な物質の供給を血液から受けている。そこで問題になるのはニューロンである。

この細胞は特別高度に進化した細胞であるために、血液の運ぶすべての物質に用があるわけではない。むしろ不用の物質がきては困るという特殊事情がある。

この条件を満たす装置が血液・脳関門である。ここで不用物を拒絶するわけだ。アストログリアは血管とニューロンとの間にあって、血液成分の選択を担当する。アストロとは星の意味で、これはヒトデのような形からきた呼び名だ。

ミクログリアは小さいグリア細胞の意である。これは血管と無関係な部位で、ニューロンにへばりついている。そして、環境から不用物が侵入するのを防ぐ役目を負っている。

アストログリアも、ミクログリアも細胞膜は脂質である。したがってこれらの関門は脂溶性の物質の透過を許し、水溶性の物質の透過を許さないという原則をもっている。シンナーやヘロインといった脂溶性の毒性物質は血中からではなく、細胞間液に運ばれてミクログリ

血液成分を選択する血液・脳関門

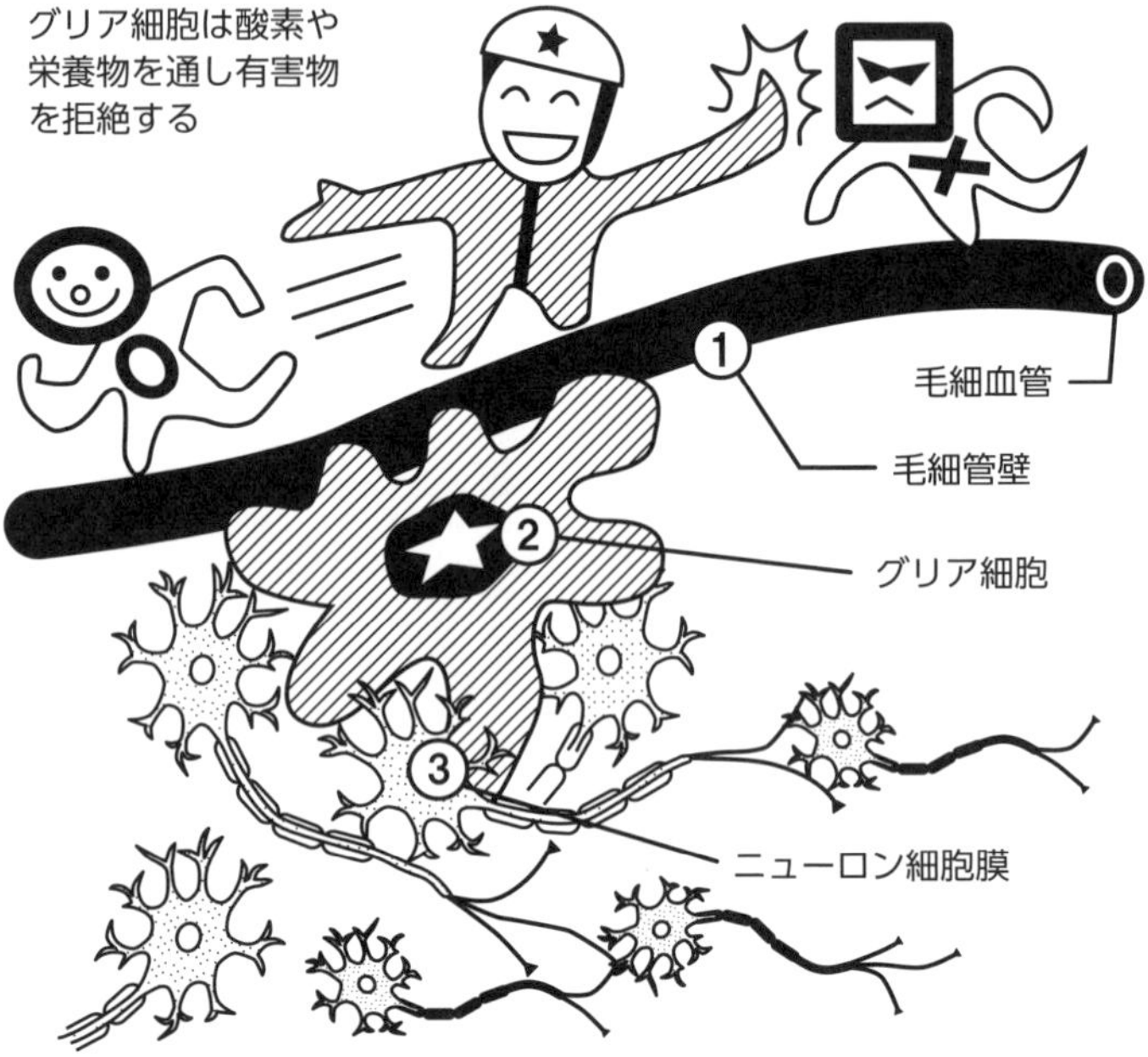

アの関門からニューロンに入ってくることになる。

血液・脳関門の完成は生後2年とされる。それを考えると、乳幼児が口に入れるものには細心の注意を払う必要がある。食品添加物は当然よくない。胎児の脳について考えれば、妊婦にも同様な心得がいる。

頭のよしあしは、〝言語脳力〟に通じる

頭が切れるとか鈍る・鈍らないとかの問題は、常に言語にかかわっている。したがって、日常的に言語をよく使うことが脳の鍛錬になる。

ウィトゲンシュタインというウィーン生まれの哲学者がいる。

「私の世界の限界は、言語の世界の限界である。言語の世界の外の世界は神秘の世界であるから、私はそこでは何も語らない」

彼はこう言って、言語に最高の価値を与えている。これは注目すべき宣言である。ただしこの場合の言語は、論理の手段としての言語である。井戸端会議や世間話に多用される言語ではない。

脳については、解剖上あるいは機能上の分類法があるが、私はそのような方法をとらず、「言語脳」を設定したいと考える。いうなれば、これは左脳に相当するかもしれない。

言語脳は、言語を記憶してそれを操作することを担当する脳として定義する。物事を把握するにも、認識するにも、あるいは判断するにも、それに使う道具は言語である。補助的に図形を使うことはあっても、その裏方は言語である。頭が切れるとか鈍いとかいわれる状態も、結局は言葉とかかわってくるのではないだろうか。

知能はＩＱでは測れない

ＩＱとは知能指数のことである。今日、ＩＱは知的障害者においてその段階を知る手段として使われているようだ。

知能テストの方法を詳しくは知らないが、それが言語脳の活動レベルの検査でないとすれば、それを知能テストとすることには同意できない。知的障害の段階を知る方法であるかもしれないが、健常者の知能のレベルを求める方法ではないのである。もっといえば、健常者の知能はＩＱという指標では、測定不能なのである。

そこで知能の定義ということになるが、私はウィトゲンシュタインのいうところの〝世界を広げる能力〟としてみたい。

それは、真なる命題を構成するような言葉を追加する能力ということになる。この本には、ガンマグロブリンだの、確率的親和力だの、エラスチンだのといった学術用語が続出している。わかりやすくいえば、それを自分のものにすることができれば、そこに知能を見る、と私はいいたいのだ。

新しい言葉を覚えるという態度は、知的に前向きであることを示す。知能とはこのような態度を示す言葉だ。

ウィトゲンシュタインの考える言語に対して、もう少し説明を加えておきたい。たとえば、カルシウムパラドックスという言葉をとりあげてみよう。それがカルシウムという言葉と緊張関係をもち、生体の合目的性という言葉とも緊張関係をもっていることを瞬時に理解できるだろうか。そのとき、ある言葉を因子とする論理回路が形成できれば、そこには論理的な頭がある、ということだ。

さて、一方で数学的言語（マスマティカルランゲージ）がある。私のいう「言語脳」は数学的言語を含む。物理学は数学的言語によって語られると考えているからである。

そのような考え方をする場合、「言語脳」という表現のかわりに「記号脳」としたほうがふさわしいのかもしれない。言語も要するに記号の一種だからである。

では、記号脳のほかにどんな脳があるだろうか。脳の研究者によれば、脳のパターン認識ということがいわれる。その脳を、ここではパターン脳あるいは図形脳といってみたい。

右脳・左脳という大脳新皮質の区分けがある。右脳がパターン認識を担当し、左脳は理性を担当するという考え方だ。

しかし、私はその考え方をとらず、機能のありかを問題にしたい。大脳の半分を失った人が、その半分で左右両脳の働きを完全にやりとげたという例があるのだ。

ここまでの考え方だと、知能は記号脳の性能となり、図形脳の性能は知能と無関係ということにならざるを得ない。失礼かもしれないが、知的障害とされた山下清氏は、画家として一家をなしたし、巨匠ピカソの晩年の作品には、明らかに知能の翳りが表れている。これを、どうとらえるかで、おのずと答えは出るだろう。

「ヒトの脳には〝ウマの脳〟と〝ワニの脳〟が同居している」

人間の脳にはさまざまな働きをする箇所があるが、その中の一つに記号脳がある。

チンパンジーが、△印とバナナとを結びつけることができたとしよう。その場合、両者の間には先ほど述べたような緊張関係がつくられている。だが、チンパンジーの脳において△印はバナナと結びついただけで、三角形という言葉とも、デルタというギリシャ文字とも緊張関係をもつことができない。つまり、チンパンジーは私たち人間がもつような記号脳の所有者ではないということだ。

では、図形脳についてはどうか。人類に特有なものなのだろうか。

大阪大学の塚原仲晃教授は、ネコの図形脳の研究者として知られた人である。ネコに図形

ヒトの脳の中身は……

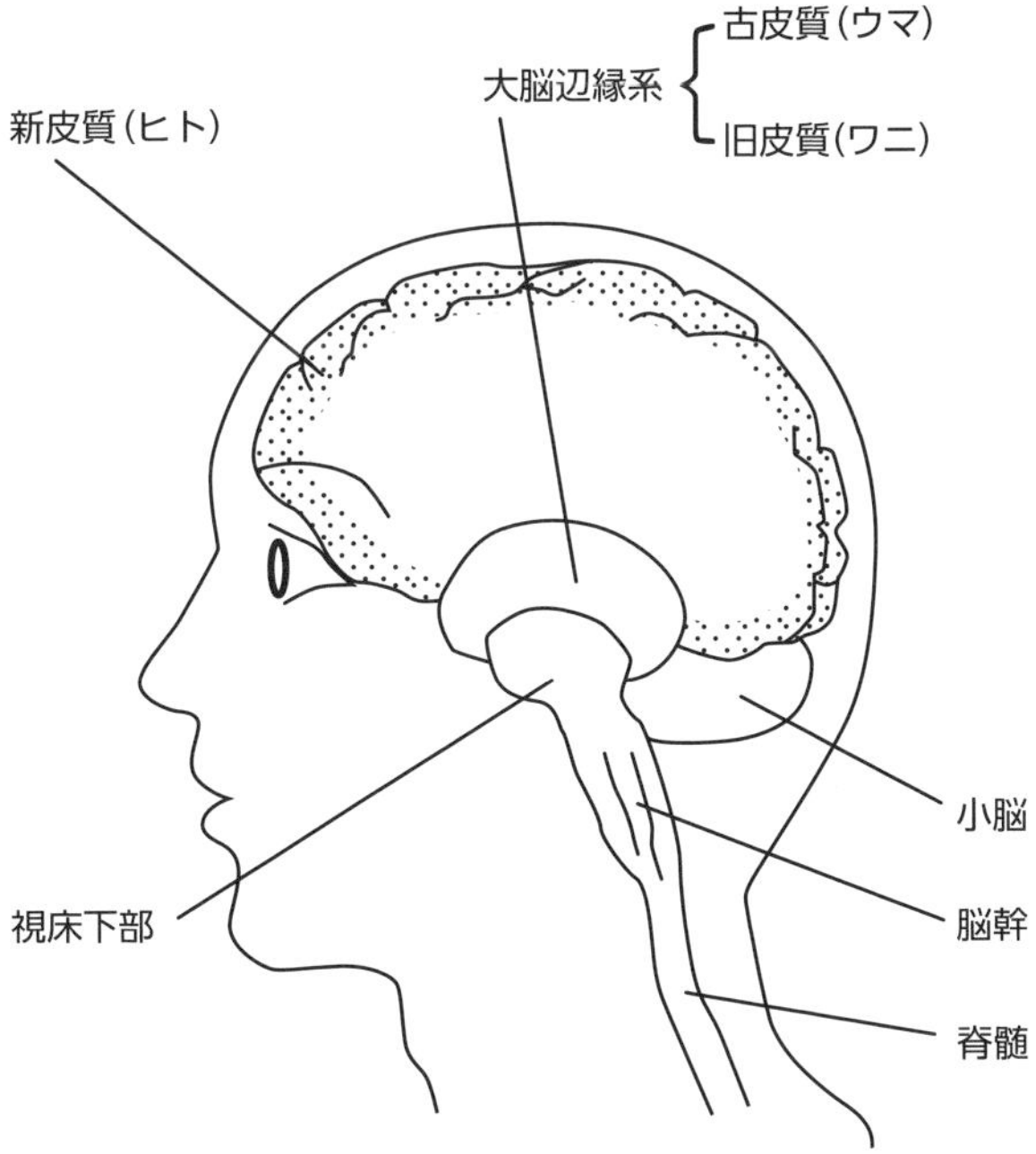

脳のあることは確かだ。これは、下等動物にもあるといっていいだろう。

人間には記号脳もあり図形脳もある。そのために図形脳の現象についてあれこれコメントすることができる。むろんそれは言語という記号を使ってである。このとき紙に図形を描いて説明を加えることもできる。画家の作品を批評することもできる。絵画芸術論を展開することもできる。

ところで、人間はすでに紹介した記号脳・図形脳のほかに、ウマの脳とワニの脳をもつといわれる。前者を情動脳、後者を生命脳と呼ぶ。

「あなたの頭蓋骨の中には、ワニとウマとヒトが同居している」

とは、アメリカの脳進化学者ポール＝マクリーンの言葉だ。

ウマは情動脳と生命脳両者をあわせもつが、ワニは生命脳しかもたない。魚類や鳥類も同様だ。生命脳は生命の維持、種の保存に関するすべての情報を記憶している。血液循環の方法、呼吸の方法、子をつくる方法などの記憶があるということだ。したがって、特別に親から教わらなくても、個体の保存も種の保存もつつがなくできることになる。この生命脳は、私たち人間を含めてすべての動物に共通である。

では、情動脳はどうか。情動とは、本能的欲求が満たされたか否かによって起こる快・不快をいう。われわれ人間は、芸術という文化をもっている。音楽や絵画があるかと思えば、舞台芸術もあり舞踊もある。音楽や舞踊となると、情動もさることながら、指の運動や全身のリズム感などデリケートな部分もかかわってくる。これは、小脳の機能の領域だろう。ヒトの小脳は、重さとして脳の10％程度で、運動についてのデリケートな調節役となっている。小脳は、多くの動物にある。鳥のさえずりの命令は生命脳から出るとしても、その抑揚に対する命令は小脳と聴覚脳との合作だろう。音譜の記憶は、聴覚脳に存在するはずだ。

ここまでに私案として提案した記号脳や図形脳は積極的な性格をもっている。生命脳も情動脳も然りである。ところが、聴覚脳はセンサーが主役だから受動的な脳である。

われわれは聴覚・視覚・嗅覚・触覚・味覚・温覚などの感覚をもっていて、それぞれにセンサーがあり、その中枢となる脳がある。視覚脳・嗅覚脳などの名称を与え、これらの脳はすべて、受動的な性格をもつ点で、ほかの脳と性質が異なる。

感覚脳はそれぞれにほかの脳との関係をもっている。小鳥の聴覚脳が小脳と関係をもつがごときに、である。人間の場合、聴覚脳は情動脳や記号脳ともつながっている。音楽家の場合、それはさらに図形脳とも小脳ともつながっている。

「体で覚えたことは忘れない」のは、なぜ？

人間の場合、運動に対する命令は記号脳から出される。だが、その運動を合目的に仕上げるのは、小脳の役目である。運動選手は、小脳の機能を訓練し、発達させていると考えられる。

生命脳の記憶は一生消えることがないけれど、小脳の記憶もよく残る。一度自転車に乗ることを覚えたら、しばらく休んでいても乗ることができる。体で覚えたことは忘れないというが、それはこの小脳の記憶をさす。楽器の演奏法も、発声法も体で覚えるものの例である。そして、記憶に情動脳が色をつけることになると考えていいだろう。

痛みやつらさを和らげる〝脳内モルヒネ〟の正体

現代はストレスの時代だといわれる。ストレスとは特別な状況だと思ったら大間違いだ。誰か人の声がしてうるさいと感じたとき、それはもうストレスである。腹が減った感覚も、クーラーのききすぎもストレスになりうる。

少しでもストレスがあれば、生体はたちまち防衛態勢をとる。ここにも生体の合目的性がある。私たちが意識しなくても、体は合目的性を忘れない。

生体がストレス負荷を受けると、副腎皮質は抗ストレスホルモンを分泌しはじめる。その命令はストレス発生の情報を受けとった視床下部から脳下垂体に伝えられる。メッセージを伝達する媒体は、副腎皮質刺激ホルモン放出ホルモンという物質だ。そのホルモンを受けとった脳下垂体は、副腎皮質ホルモン（ＡＣＴＨ）をつくって血中に放出する。

このときACTHをつくる細胞は、ベータエンドルフィンという物質もつくっているが、ストレスを受けるとこれも血中に出ていく。

エンドルフィンという用語は脳内モルヒネを意味する。エンドは「内部」、オルフィンは「モルフィン」（モルヒネ）のことである。モルヒネはよく知られているように多幸感を呼ぶ麻薬であり、痛みを除去する鎮痛剤である。

エンドルフィンは脳内ホルモンの一種で、物質でいえばペプチドである。数十個のアミノ酸の鎖だ。賢脳因子としてよくとりあげられるアミノ酸チロシンは、エンドルフィンに比較的大量に含まれていることによるのだろう。しかも、チロシンは脳内では不可欠アミノ酸になっている。

チロシンを多く含む食品として有名なのはタケノコだ。タケノコの表面に付着している粉末は、チロシンそのものだそうだ。

さて、ストレスがあると、副腎皮質は抗ストレスホルモンを血中に放出し、脳下垂体はベータエンドルフィンを血中に放出する。これが生体の合目的性の表現なのだ。

ジョギングをやる人の話によれば、初めの頃はつらいが、毎日やっていると次第におもしろくなり、ついにはやみつきになってやめられなくなるという。エンドルフィンの分泌量が増えてくるのだろう。これは、あらゆる場面における前向きの姿勢に共通に見られる現象のように思われる。

エンドルフィンは、モルヒネ受容体に結合してその作用を表す。モルヒネ受容体は、大脳辺縁系と呼ばれる部分のニューロンに存在し、記号脳や海馬や小脳には存在しない。大脳辺縁系とは、情動脳や生命脳などをひっくるめた名称である。

ベータエンドルフィンは、いわば下位脳を鼓舞するわけだ。それによって前向きの姿勢をとるかどうかは上位脳の選択だ。その選択が賢いものかどうかが、ここでの大問題なのである。

私の考える幸福論でいくと、前向きの傾向にある人は、現状を肯定することのできる人ではないか。たとえば現在の仕事がいやだ、現在の会社が自分に合わない、といった不満があっては前向きの姿勢はとりにくいだろう。

そういうとき、自分を納得させる手段として諦めという心境がありうるだろう。

諦めは、現状の肯定を外圧によって余儀なくされた心境といえる。現状が肯定できなければどうしても不満が残り、ストレスになる。ということは、余計なストレスを回避するには前向きの姿勢が有利ということだ。その意味で、諦めの心境にも一理ありとせざるを得なくなる。

人生は、右すべきか左すべきかの岐路の選択の連続だ。そしてそれは多かれ少なかれ、運と不運との分かれ道となっている。これは頭の賢さとは無関係だ。なぜかといえば、どちらが得かという観点から選択が行われがちだからだ。

第5章　「超科学的食生活」——〝賢脳〟を守るために

1 〝脳の萎縮〟は、なぜ起こるのか

放射線には〝老化促進作用〟がある

痴呆はなぜ起こるのか。痴呆にならずにすむ名案はないのだろうか。早く痴呆になる人もいれば、なかなかならない人もいる。その違いはどこからくるのだろうか。

私が友人の痴呆を認識したのは、彼女が60歳の年だったと記憶している。そのだいぶ前から私もそれを気にしていたし、彼女は誰から見ても痴呆の兆候を現していた。

しかし、私とて痴呆のメカニズムを完全に摑んでいるわけではない。それはそれとして、原因の心当たりの一つに放射線がある。放射線とは、乳ガンの手術のあとに浴びたコバルト照射をさしている。

知り合いの医師が、以前耳打ちしてくれた話がある。放射線照射1クール（クールは治療単位。この場合隔月に25回が1クール）で老化が10年早まるというのだ。これにはさすがの私も仰天した。放射線をかけるという選択は、ガンの治療法として最高とはいえないまでも有力な手段だと誰しも思っているだろう。そこにこんな落とし穴があったのだ。

この点の私の見解は、次のようである。放射線には巨大なエネルギーがあって、水分子に衝突すると、それを活性酸素という酸化力の強烈な分子と水素分子とに分解してしまう。この活性酸素には、ガン細胞を殺すと同時に正常細胞をガン化する作用がある。

痴呆は、一面においてニューロンの死と関係があるだろう。ニューロンが特別にデリケートでいたみやすい細胞だということを忘れてはならない。当然、放射線にも傷つけられやすい。

乳ガンの場合、脳に放射線をかけるのではないが、胸部に照射するとしても、そこで発生した活性酸素の一部は過酸化水素という別の活性酸素に変化して、全身を回る恐れがある。

医師の話には、もう一つ重大な情報があった。それは、乳ガンの術後照射はまったく効果がないということだ。照射してもしなくても、ガンの再発の確率は同じだ、というのである。

この計算でいくと、放射線による老化促進作用で、友人の実勢年齢は70歳となる。この年にもなれば、痴呆がはじまったとしても、怪しむに足りない。

放射線が活性酸素という危険物の発生源であることに間違いはない。そこで放射線照射には、活性酸素除去物質の登場が要求される。これは賢脳食の一因子と見ることができよう。

アメリカの元大統領レーガンが、痴呆の宣言をしたのは有名だ。彼は鼻にガンをもっていて、おそらく2クールは放射線治療を受けたと思われる。20年老化が促進されたことになる。

中年女性の健康を保証する〝グラス1杯のワイン〟

レーガンの痴呆はアルツハイマー病のようだ。アルツハイマー病の中には「真性アルツハイマー病」と「アルツハイマー型痴呆」と二つのタイプがあるが、現在はそれを総称してアルツハイマーといっている。これは脳の萎縮という共通点に着目した呼称だ。

厳密な見方をすれば、脳の萎縮はその老化の表れとして万人に起こる。60歳の人では約6割に萎縮が見られるそうだ。

アルコールをたしなむ人が、この脳の萎縮現象を気にするのはむしろ当然だ。しかし統計によれば、一日1合程度の晩酌ならほとんど問題はないという。ビールなら1本というところだそうだ。

これが一日2合と2倍になれば、明らかに影響が出るという。脳の萎縮が促進されるということだ。ただ、アルコールによる萎縮は可逆的だ、といわれる。酒をやめれば、脳細胞に起きた変化がもとに戻るそうだ。

脳の萎縮がごく小さい場合でも、判断力の低下や計算能力の減退が見られる、と研究者は報告している。こういう変化が痴呆の兆候だ、ということだろう。

痴呆が心配なら深酒はもってのほか、といわざるを得ない。アルコールが好きで毎晩飲みたいなら、量を減らす工夫をすることだ。

人生も後半にさしかかると、男女を問わず自前スカベンジャーが顕著に減少する。ストレスがあっても、エネルギーの大量消費があっても、活性酸素の完全除去ができず、細胞数の減少をはじめとする多様な傷害を受けることになる。したがって、脳の機能も低下せざるを得ない。

女性の場合、更年期を迎え女性ホルモンが減少するにつれ体調の変化が問題になるが、その対策としては薬剤投与以外に一つの方法がある。

女性は副腎皮質で男性ホルモンをつくっているが、これは脂肪組織へいって女性ホルモンに変わる。その意味において、中年女性の肥満は合目的な現象と見ることができる。

この脂肪組織内でのホルモンの性転換は、アルコールによって促進される。女性の方には日課としてグラス１杯のワインをどうぞ、といっておく。

どんな人にも〝アルツハイマー病〟発症の可能性はある

私は東京の練馬区に住んでいる。十数年前のことになるが、石神井にある学校の校庭で数人の生徒が倒れるという事件が起きた。これは、オキシダント公害と呼ばれるものであった。

ひょんなことからそのとき結成されたＰＴＡ中心の公害対策協議会に参加したら、そこで結成された練馬公害をなくす会の会長に推されてしまった。これがきっかけで、公害関係の情報をただちにキャッチする立場に立つことになった。

石神井は、私の家よりも離れていたが、のちにまさに私の居住地域で公害が起こった。家から東方500メートルの距離にある電線工場の煙突から鉛が排出され、それが地域を汚染したことがわれわれ住民の調査で確認されたのだ。わが家はその工場より十余年前に建てられたものだが、その天井裏のほこりには3%の鉛が含まれていた。

私と妻が氷川下セツルメント病院の検査を受けると、鉛中毒にやられていることが判明した。

鉛中毒の病状として典型的なものは、足の親指の伸筋の脱力だ。その指を曲げたら最後、伸ばすことができないのである。

鉛中毒の治療には、ブライアンというキレート剤が使われる。これは体内の鉛をカルシウムと置換して排出させる化学物質だ。腎臓に副作用があるといわれている。

私たち夫婦は通院して、ブライアンの静注を受けた。10回が1クールだった。妻は腕の静脈が細いので、本人も看護婦さんも毎回大騒ぎだった。そのために彼女は1クールでやめた。私のほうは、近所の医師に頼んで10クールとも続けてみた。これはとくに専門医の意見も聞かずに行ったことだから、鉛中毒がどこまで改善されたか、についてはわからない。

ただ、その間、私は鉛中毒に関する情報には注意を払い続けた。そしてあるとき、鉛中毒からくる病気の中にアルツハイマー病のあることを知った。

遺伝子が明かす痴呆になりやすい人、なりにくい人

ゲノム解析という課題がある。ゲノムとは一個体の全遺伝子のセットのことだ。そして、ヒトゲノムの解析に全世界の研究者が夢中になっている。

ところで、近頃よくいわれるアルツハイマー病についてだが、それには若くして発症する真性アルツハイマー病と、いくぶん高齢になって発症するアルツハイマー型痴呆と2種がある。真性アルツハイマー病は遺伝性のきわめて強い病気だが、アルツハイマー型痴呆はそうでもない。共通点は脳の萎縮だ。この点をとりあげて、近頃では脳の萎縮のある痴呆をすべてアルツハイマー病と呼ぶようになっている。

ここにこわい話がある。例のアルツハイマー病の特徴は、脳の萎縮のほかにベータアミロイドという繊維状の物質の存在である。アミノ酸42個または43個のペプチドで老人斑といわれる。これはその名の通り〝老人のしるし〟だ。

ところでこのベータアミロイドは、40歳を過ぎた脳には普通に見られるという。脳の老化のごまかせないシンボルといっていい。

半導体の利用に先鞭をつけたアメリカのブラテインはアルツハイマー病で亡くなったが、56歳でノーベル物理学賞をもらった。

痴呆の一つとしてアルツハイマー病があり、それが顕著な遺伝病であるとすると、その解

明に興味をもつ人は少なくあるまい。

悪玉コレステロールという言葉があるが、これは肝臓から運び出される際のコレステロールの意味で、リポタンパクEと結合している。アルツハイマーの遺伝子はこれに関係がある、とする説もある。

リポタンパクEには三つのタイプがある。それぞれをイプシロン2、イプシロン3、イプシロン4とする。子どもは両親からそのうちの一つをもらうわけだ。父親からでも、母親からでも、イプシロン4をもらうとアルツハイマー病にかかりやすくなる。もし両親ともからこれをもらうと、発症の確率は高くなる。

植木・自治医大助教授によれば、イプシロン4をもつ日本人は2割弱もいる。一つでもこれをもつ人がアルツハイマー病になる確率は、もたない人の約3倍、二つ以上もつ人は約10倍だそうだ。

この報告でわかることとは、イプシロン4はアルツハイマー病の遺伝子のようだが、それをもたない人でもアルツハイマー病にならないとは限らない、ということである。ただ両親ともにそれをもっていれば、その子どもがこの病気になる確率は、一つももたない人の10倍だということになる。

結局、確率に差があるとしても、すべての人にアルツハイマー病にかかる可能性があるということだ。恐ろしいが、なんとも動かしがたい事実である。

あらゆる病気は遺伝子に関連している

イプシロン4について、もう少し説明を加えることにしよう。

遺伝子は染色体と呼ばれる紐の上にある。染色体は2本で一対になっていて、一方は父方から、他方は母方からきたものだ。ということは、遺伝子も対になっている。コレステロールと結合する輸送体リポタンパクの遺伝子も一対になっている。それが二つともイプシロン4なのか、一つだけがイプシロン4なのか、それともイプシロン4は一つもないか、が問題となるのだ。

ここに記したような事情は、アルツハイマー病だけのものではない。

どんなに健康に見える人でも、遺伝子を調べてみたら、恐ろしい病気の遺伝子をもっているかもしれない。そう聞けば、結婚相手の遺伝子が気になるのが当然だろう。海の向こうの国では、この点を確認してから結婚するカップルが出てきたそうである。

中年過ぎての病気にハンチントン舞踏病といって、突然踊り出し、痴呆の症状が出て死ぬ難病がある。この遺伝子をもつ人はほぼ100%発症するといわれる。こんな恐ろしい痴呆もあるのだ。

神奈川県立こども医療センターの調査によれば、同県で生まれた50万人のうち、手足の奇形をもった子やダウン症の子どもの出生率が、12年前と比べて4割以上も低下したという事実がある（1981年と1993年とのデータを比較）。同センターの黒木小児科部長の解釈は、出生前診断によって遺伝子異常が発見されれば中絶という処置をとるケースが増えたためだろう、ということである。羊水の検査で発見される病気は約100種あるそうだ。

あらゆる病気が遺伝子に関連のあることが知られるようになった今日、このような問題はますます大きくなってくるだろう。だが、リポタンパクEのある研究者は、自分自身を調べるつもりはないといっている。知る権利は認知されているが、知らない権利もあるのではないか、というのがその人の意見だ。

すべての人がアルツハイマー病の脅威にさらされる理由

日本人の5人に1人がイプシロン4をもっているというのに、アルツハイマー病患者はきわめて少ない。ということは、この発症の条件がきびしいことを表している。

一般に、ある遺伝子情報の発現を抑えることは可能である。その遺伝子の調節部位を抑制タンパクでカバーすればいいのだ。

ガン遺伝子にしても同じことだ。

リポタンパクEはコレステロールの輸送体であって、アルツハイマー病と直接の関係はない。それなのに、リポタンパクのタイプの違いがアルツハイマー病の発症に関係してくるとは、どういうことか。危険因子とされるイプシロン4がなくても、この病気の発症があるとはどういうことか。

リポタンパクのリポとは脂質のことだ。したがって、リポタンパクは脂質とタンパク質との複合体ということになる。リポタンパクEの三つのタイプの違いは、おそらくタンパク部分の違いによるものだろう。

そこで先ほどの遺伝情報発現抑制の件を思い出してほしい。それは抑制タンパクの仕事とされている。アルツハイマー病の場合、その遺伝子の抑制タンパクが、コレステロール輸送リポタンパクのタンパク部分に酷似している、と考えてみたい。まったく偶然のこととして、このタンパク質がアルツハイマー病遺伝子の抑制作用をもつ、と仮定するわけだ。

イプシロン2、3、4の相異については次のように考える。2と3とは抑制作用が強く、4はそれが弱い。その違いはタンパク質分子の立体形の違いからくる。結局、それはタンパク質のアミノ酸組成の違いからくると考えられる。

多くの場合、遺伝子はその調節部位に密着することのできる抑制タンパクをもっているが、アルツハイマー病の場合、その抑制タンパクを指令する遺伝子が欠損しており、コレステロール輸送体のタンパク質を流用しているのではないか。そのために、完全な抑制ができないのではないか。その結果として、すべての人がアルツハイマー病の脅威にさらされることにならざるを得ない、と考えることができるのだ。

これがアルツハイマー病のみに見られる現象であるかどうかが、次の問題になってくる。

ビタミンE、Cの血中濃度と健康レベルは比例する

アルツハイマー病はむろんのこと、痴呆でも精神分裂病でも、子どもの時期に発症することはほとんどあり得ない。病因遺伝子をもっているにもかかわらずである。これは重要な問題である。

一般論として、ここに遺伝情報発現抑制という現象のあることはすでに説いた。これは分子生物学の論ずるところであり、私はそこに強くこだわっている。

いうまでもなく、脳細胞で発現すべき遺伝情報は肝細胞では抑制され、一生発現することはない。これと同じことは、病因遺伝子についてもいえる。多くの遺伝病が小児時代に顕在化しないという事実は、病因遺伝子の抑制という問題にヒントを与える、と私は考える。痴呆を遅らせる方法についてのヒントが、そこに隠されていないとはいえまい。

思春期に精神分裂病の発症が見られることがある。女性のいくつかの病気が、閉経期に現れることもよく知られている。この二つの時期の特徴の一つは、ビタミンEの血中濃度が顕著に低下しているという点だ。性ホルモンのようなステロイドホルモンの生成にはビタミンCの関与もあるから、血中濃度低下はビタミンCにも見られるのではないか、と私は推測す

る。

この事実は、思春期や閉経期は大量のビタミンEやCを要求するのだから、その要求が満たされなければ栄養障害が起こることを示唆している。

生体は物質で組み立てられていて、その分子は四六時中交代している。いわゆる代謝回転という新旧交代をしている。供給される物質、つまり栄養物質が不足すれば、それのかかわる代謝のレベルが下がる。これは生命の維持にとって重大な事態だ。栄養障害は、つねに健康レベルを引き下げる方向に働くからだ。

タバコを吸うと頭が「すっきり」するのは、なぜか

ところで、明らかに反賢脳因子の疑いのあるものを好む人がいる。たとえば、酒やタバコがそうだ。はっきり断っておくが、私はそういうものが嫌いだ。健康によくないなどという単純な理由からではない。

じつは脳のニューロンは、シナプスにニコチンの受容体をもつものがある。それは、ニコチンで興奮するニューロンがあるということを示す。

神経伝達物質としていちばん多いものは、アセチルコリンだ。アセチルコリンは運動神経、知覚神経のほか、副交感神経でも採用されている。このアセチルコリンの受容体の中には、

ニコチンでも受けとるというルーズなものがある。ニコチンはそのルーズな受容体に替え玉としておさまるわけだ。

タバコを吸うと頭がすっきりする、というのはこのあたりに理由がある。不足したアセチルコリンをタバコのニコチンで間にあわせるということだろう。そういう人にとって、タバコは賢脳因子になってくれる。

タバコの害を主張する人は、それをガンの原因と考える。タバコには数十種類の発ガン物質があるといわれるが、現実に発ガン性を発揮する物質は、煙に含まれている過酸化水素である。これは国立がんセンター研究所の永田親義博士の発見だ。

ニコチンは大量にとると毒性を表すが、微量の場合にはいろいろとメリットがある。その一つは免疫能力の向上だ。好中球は白血球の仲間だが、ニコチンはこれを賦活（活力を与える）する。好中球は細菌やウイルスや真菌という名のカビを専門にとって食うのが仕事である。

二つめには薬物代謝のレベルアップがある。薬物代謝とは、医者の薬や食品添加物や農薬などの解毒をする化学反応だ。ニコチンはこれを強化するのである。ヘビースモーカーの場合、医者の薬の効きめが悪いのも、痛み止めを打っても痛みがなくならないのも薬物代謝がレベルアップされすぎるせいなのだ。

心理学者宮城音弥《おとや》氏は、タバコは注意力や記憶力を増強する、とその著書に書いている。

ニコチンを賢脳因子の一つと見ることは間違っていないようである。

タバコの害は活性酸素が原因であることは明らかなのだから、スカベンジャーをとれば何も心配することはない。

"二日酔い"は、なぜ起こるか

タバコとくれば酒もとりあげる必要があるだろう。

酒は、どう考えても賢脳因子の仲間には入らない。だが、それが反賢脳因子であるのかどうか確かめないで決めつけるのは不公平だろう。

脳には快感系という名のネットワークがあって、辺縁系と新皮質（151ページ図参照）とをつないでいる。そこのニューロンはドーパミンという名の快感物質をつくって分泌する。ニコチンがあるとこれの血中濃度が上昇する。

酒を飲むとアルコールが水素を抜かれてアルデヒドという物質になる。悪酔いの元凶だが、これがドーパミンに働いてエンドルフィン様の物質に変える。酒を飲んでいい気分になるのはこのためだろう。

アルコールから水素を抜く反応を引き受けてくれるのは、アルコール脱水素酵素というものだ。酵素はタンパク質なので、魚のような食品をとる必要がある。この酵素の協同因子はニコチン酸だから、枝豆のようなものも必要だ。

アルデヒドはもう一度水素を抜かれて、最終的には水と二酸化炭素になってしまう。このアルデヒド脱水素酵素の協同因子もニコチン酸だが、この酵素の活性が低いとアルデヒドがたまるので酔いがひどくなる。日本人は白人に比べてこれの活性が低いそうだ。

ところでドーパミンだが、この物質は水溶性なのでニューロンの血液・脳関門（146ページ図参照）を通過できない。ドーパミンを脂溶性にしてこの関門を通り抜けられるようにした薬がヒロポンである。

酒はどうしても賢脳因子としての資格の点では、タバコより分が悪い。タバコのほうは、注意力・集中力・記憶力・想像力をかき立て、意識のレベルを高めるという明らかな効果がある。シェークスピアもアインシュタインもスモーカーであった。

スカベンジャーで活性酸素対策さえ怠らなければ、タバコは賢脳因子としての地位を確立する。中年過ぎて禁煙にふみきるのは、むしろ愚の骨頂というべきだ。

イチョウ葉エキスは、集中力・記憶力・運動能力を高める

ヨーロッパでは〝痴呆防止薬〟が人気を呼んでいる。その正体は、イチョウ葉エキスである。向こうでは医薬となっているが、日本の薬事法ではこれを医薬にする道は閉ざされてい

る。

ドイツやフランスでは、イチョウ葉エキスがほかの医薬を抜いて売上げトップの座を占めているが、その原料はほとんどが日本産あるいは中国産なのである。

痴呆と呼ばれる現象は、軽いものから重いものまでレベルがさまざまだ。一つの指標として、物忘れをすることがあると感じた時点が痴呆の入口だと思っていいだろう。

こんなとき、脳の機能はわずかではあっても低下しているはずだ。それはプロスタサイクリンという局所ホルモンの減少と無関係ではない。このホルモンは血管拡張作用のほか、血球や血小板の凝集を抑えて血流の渋滞を解消する作用をもつ。つまり、脳の血流の速度を上げるのである。動脈も静脈も毛細血管もしかりである。これは痴呆の原因をとり除く。イチョウ葉エキスには、プロスタサイクリンの合成を促進する働きがあるのだ。

また、動脈壁にはそれをとり巻く環状の筋肉がついているが、プロスタサイクリンには、この筋肉に痙攣を起こさせる物質と拮抗して異変を抑える働きがある。

脳梗塞や心筋梗塞から回復した人の患部の血管造影写真を見ると、その血管網の様子が梗塞の前後でまったく違っているのが普通である。これは、梗塞前には使われていなかった副血行路という名のバイパスが新しく開通したことによる。イチョウ葉エキスには、この副血行路をふだんから開通させる働きがあるのだ。

フランスやドイツのイチョウ葉エキスに関する調査報告をまとめてみると、集中力・記憶力・作業能力・運動能力などの向上や不眠の解消に役立つことがわかっている。

イチョウ葉エキスの有効成分はフラボノイドだが、スカベンジャーとして知られるカテキンがそこに含まれている。

最近、女性ホルモンにアルツハイマー病予防効果のあることが発見された。イチョウフラボノイドには女性ホルモン分泌促進作用があるので、その点でも注目に値する。

普通の血管拡張剤は合成品だが、これには副作用がある。ところがイチョウ葉エキスにはまったく副作用がない。それは特筆すべき点である。

しかも、これは1960年代の発見だから賢脳因子としてはまだ新顔なのである。

年をとったら夢を見なくなるというのが定説だが、イチョウ葉エキスを飲むと夢を見るようになる。これは脳機能の改善のしるしだと、私は判断している。

“体にいい”栄養は“頭にもいい”

私は賢脳因子をとることを一日も欠かしたことがない。そのために一日に2回はヒトフードをとっている。むろん、ビタミンEやビタミンAについても抜かりはない。

野菜を多く食べる人は、野菜が賢脳食だと思いこんでいる。そういう人は私が野菜をまったく食べないと聞くとびっくりする。私は野菜に期待するものがないからだ。

食物繊維目当てなら、オリゴ糖をとればいい。食物繊維は腸内細菌の餌になるが、腸内細菌には有害菌と有用菌とがあって、オリゴ糖は前者に嫌われる。タクアンやゴボウの繊維をとるより人間にとっては有効なのだ。有害菌の中には発ガン物質を刺激するものもある。

私の食生活の原理は、生体の合目的性の完遂を図ることにおかれる。具体的にいえば、生体の要求を満たす物質を網羅して摂取し、活性酸素のような有害物質を完全に排除するということだ。

「健全なる精神は健全なる肉体に宿る」ということわざの原文は“Mens《メンス》 sana《サナ》 in《イン》 corpore《コルポレ》 sano《サノ》”である。これは「健全なる肉体の中の健全なる精神」を意味する。健全な肉体の中に健全な精神があればいいということがない。そして、健全な肉体を保つための条件と、健全な脳を保つための条件とは同一なのだ。肉体が健全であるとき、脳も健全なのである。

だが、脳が健全であれば肉体も健全である、ということはない。歩くこともできず口をきくこともできなくても、抜群の脳をもつ人がいるからである。

なぜ、糖尿病でも〝食事制限〟をしなくてすむか

私の最大の泣きどころは、鉛中毒からきた重度の糖尿病だ。空腹時の血糖値が２７６というのだからかなり重症だ。インシュリンの注射量は一日30単位。これを２回に分けて行って

いる。

糖尿病でいちばんこわいのはいわゆる合併症だ。それがために糖尿病患者の平均寿命は10年縮まるという統計がある。ところが現在95歳の私の場合は反対に延びている。その理由は何か。

おそらく多くの人は、食事制限をきちんとやっているからだろう、というに違いない。ところがそうではないのだ。

年をとるにつれて私はグルメ志向になった。フランス料理のフルコース、会席料理、こういったものが好物である。腹一杯食事することも珍しくはない。

じつは、糖尿病の合併症の多くは活性酸素が原因である。生体にＳＯＤという名のスカベンジャーのあることはすでに述べた。血糖値が高いと、このＳＯＤがやられるのだ。そのメカニズムを説明しておこう。

ブドウ糖分子は正しくは六角形である。ところが血中ブドウ糖分子の0・2％は、六角形の一つの角がはずれている。そこはカニのはさみのように何かに食らいつく。その最大のターゲットがＳＯＤなのである。この現象をＳＯＤの糖化（グリケーション）という。

糖化したＳＯＤはスカベンジャーとしての機能を失う。ということは、活性酸素が野放しになるということだ。つまり、糖尿病患者の体は活性酸素の天下になる。血管や腎臓や神経に合併症が起こったとしても不思議はないのである。

カニと化したブドウ糖分子の次のターゲットはガンマグロブリンである。これは免疫抗体のことだ。ガンマグロブリンがやられれば感染症が起こりやすくなる。私の場合、目が赤くなるのがそれだ。

活性酸素の毒性がとり沙汰されるようになったのは、１９８０年以降である。その当時から私は意識的にスカベンジャーをとるようにしているが、それ以前には、まったくそういうことはしていなかった。糖尿病になったのは１９８７年頃のことだったにもかかわらず、である。

私はビタミンA、C、B_2、Eなどをたっぷりとっている。これらのビタミンはどれもスカベンジャーとしての効果がある。

血糖値が高いとはブドウ糖の血中濃度が高いということである。糖尿病患者の場合、過剰供給されたブドウ糖はどこへ行くかというと、それは脳へ行く。ほかの組織はブドウ糖の受け入れを拒むからだ。

脳にとって、これはありがたいことだ。ほかの組織と違ってそこでのエネルギー源はブドウ糖のみだからである。

エピローグ　健康と長寿は自分の手でつくり出せる

風邪はひくほうがバカだ、と私は言ってきた。ところが今、私は咳をしている。こんなことは、30年来なかった。

だが、これは私が自分でしくんだことである。その事情を説明しよう。

この本の中でもあげたが、ビタミンAの過剰症があまりに多いので、それを文献で見つけた私は考えた。

私は10年間、そこにあげられたビタミンAの一日摂取量を、5割も上回ってとっている。これを、しばらくやめてどうなるか様子を見よう、こう考えたのは10日ほど前だ。

すると3日も経たずして、のどの奥の渇きを感じはじめた。私の判断では、この状態はビタミンAの不足が原因だ。

だが、私はそれを知りつつ、放っておいた。

それから4日後、咳が出はじめた。嫌な感じだが、これにも対策を講じなかった。

そのまま2日経った夜、ベッドの中で私は考えた。高齢者の死因には肺炎が多い。普通だったらこのまま肺炎で一巻の終わりだろう、と。

そこで布団を蹴って立ち上がり、台所へ行ってコップに牛乳を入れ、アスピリン2錠、スカベンジャーのスティック2本、ビタミンC2グラム入りスティックをそれで飲んだ。

それからベッドに戻って眠り、またトイレに起きたのをしおに台所へ行って、同じことをくり返した。翌日の朝食と昼食のときにもだ。

アスピリンは炎症を起こすプロスタグランディンEの発生を抑えるため、スカベンジャーは炎症を激化させる活性酸素を除去するためである。ビタミンCはウイルス対策のためである。

結果はどうか。その日の夜も翌日の午前中も咳は1発も出ない。午後になって2発、軽いのが出ただけだ。どうやら厄払いが成功したらしい。

ところで、医療費の増大が国家的問題になっている。年間30兆円に近いのだ。これを減らす賢明な道は、医者の処方する薬を減らすことである。むろん治療効果を犠牲にすることなしに、である。

それを実現するためには、各自が栄養条件を改善して病気を寄せつけないに限る。

私が本を執筆する理由は、まさにそこにある。それが私の歴史参加であり、生きがいなのである。

夏目漱石は東大講師を辞めて朝日新聞に移った前後、しきりに「百年計画」だとか「百年の後」とかいう言葉を口にしている。京大教授を辞めて古本屋になった狩野亨吉に宛てた手紙にも、次のような一文を記している。

「どのくらいの人が自分の感化を受けて、どのくらい自分が社会的分子となって未来の青年の肉や血となって生存し得るかを試してみたい」

私の心境も、実はこういったものなのである。

三石　巌

三石 巌　MITSUISHI Iwao

1901年－1997年。東京生まれ。東京帝国大学（現東京大学）理学部物理学科および同工学部電気工学科大学院卒業。日本大学、慶應義塾大学、武蔵大学、津田塾大学、清泉女子大学の教授を歴任。理科の教科書、子どものための科学書から専門書まで、生涯著作は300冊以上にのぼる。科学学術用語の統一にも力を尽くした。60歳の時に分子生物学の研究を開始し、三石理論を確立、分子栄養学による健康自主管理を実践した。株式会社メグビーと三石理論研究所はその活動拠点として自ら設立したものである。創造性と論理に基づく発明家精神を発揮し続け、活性酸素の害は驚くほど早い時期に提唱していた。亡くなる直前まで講演、執筆による啓蒙活動を続け、生涯現役を貫いた。

賢脳食

脳を活性化させる食事と栄養

2017年11月2日　初版第1刷発行

著者　**三石 巌**
発行人　**阿部秀一**
発行所　**阿部出版株式会社**
〒153-0051
東京都目黒区上目黒4-30-12
TEL ：03-3715-2036
FAX：03-3719-2331
http://www.abepublishing.co.jp
印刷・製本　**アベイズム株式会社**

ISBN978-4-87242-658-8　C0047